ADVAYA RATH
R.S. BHULLAR
ERA ARORA

Distúrbio interno da articulação temporomandibular

ADVAYA RATH
R.S. BHULLAR
ERA ARORA

Distúrbio interno da articulação temporomandibular

Um guia clínico para diagnóstico e tratamento

ScienciaScripts

Imprint
Any brand names and product names mentioned in this book are subject to trademark, brand or patent protection and are trademarks or registered trademarks of their respective holders. The use of brand names, product names, common names, trade names, product descriptions etc. even without a particular marking in this work is in no way to be construed to mean that such names may be regarded as unrestricted in respect of trademark and brand protection legislation and could thus be used by anyone.

Cover image: www.ingimage.com

This book is a translation from the original published under ISBN 978-620-6-17918-4.

Publisher:
Sciencia Scripts
is a trademark of
Dodo Books Indian Ocean Ltd. and OmniScriptum S.R.L publishing group

120 High Road, East Finchley, London, N2 9ED, United Kingdom
Str. Armeneasca 28/1, office 1, Chisinau MD-2012, Republic of Moldova, Europe
Printed at: see last page
ISBN: 978-620-7-72570-0

Conteúdo

CAPÍTULO 1

INTRODUÇÃO

A articulação temporomandibular (ATM) é uma articulação sinovial bilateral entre a mandíbula e os dois ossos temporais, com um disco articular intermédio de fibrocartilagem que divide a cavidade articular em compartimentos superior e inferior. A ATM é uma articulação altamente móvel, tendo a mandíbula evoluído para acomodar uma variedade de funções, como a mastigação, a fala e a respiração. Numa perspetiva recente sobre a articulação craniomandibular, tem-se argumentado que a mandíbula exerce uma maior influência sobre o património genético humano do que qualquer outro osso do corpo, devido ao seu papel em três elementos essenciais de sobrevivência e propagação: mastigação, comunicação e sucesso no acasalamento rotineiro. As funções de suporte de vida são grandemente alteradas se houver qualquer anomalia ou trauma na ATM.[1]

Recentemente, o número de pessoas que se queixam de sentir incongruência da articulação temporomandibular, como dor, ruído articular e restrição do movimento mandibular, tem vindo a aumentar. Este facto pode causar vários impedimentos graves no estilo de vida (na comunicação e na mastigação), culminando em dor e sofrimento psicológico para o doente. A causa mais comum de dor facial é um grupo de condições denominadas desordens da articulação temporomandibular e dos músculos (DTM). A DTM é a desordem mais comum da ATM e/ou dos músculos mastigatórios, causando dor intermitente e/ou crónica, bem como disfunção mandibular. Uma das principais causas de dor na ATM é a sinovite temporomandibular, uma inflamação na membrana sinovial da ATM. [2]

A sinovite temporomandibular ocorre devido a uma força excessiva exercida sobre a ATM, que provoca um estiramento excessivo e uma distensão da cápsula articular, do ligamento articular e do tecido circundante do disco articular. O desarranjo interno (ID) ou osteoartrite (OA) da ATM é frequentemente acompanhado por inflamação sinovial da ATM. A dor, o ruído articular e a disfunção do movimento da mandíbula na DTM afectam negativamente o estilo de vida das pessoas afectadas. As citocinas inflamatórias segregadas no líquido sinovial da ATM em locais inflamados da ATM podem estar envolvidas no aumento da inflamação, na transição para a cronicidade e no desenvolvimento de dor na ATM. [2]

O desarranjo interno refere-se a uma condição mecânica localizada da articulação sinovial que interfere com o movimento normal e suave. O desarranjo interno da ATM está normalmente relacionado com um deslocamento ou uma má relação do disco articular com a cabeça do côndilo e a eminência articular. O curso do desarranjo interno tem sido descrito em estágios consecutivos por vários autores. Na fase inicial, o estalido recíproco da ATM, indicativo de uma deslocação reduzida do disco, é um sinal clínico importante. À medida que progride, o disco entra e sai de posição em cada ciclo mastigatório aberto, provocando o estalido de abertura e de fecho, respetivamente. À medida que esta situação se torna mais crónica, o disco fica mais deformado. Pode ocorrer um bloqueio intermitente e, eventualmente, o disco pode ficar permanentemente deslocado. A deslocação permanente do disco pode interferir com a translação do côndilo e é frequentemente acompanhada de dor. Nesta fase, podem manifestar-se alterações ósseas radiograficamente visíveis. As irregularidades da superfície do osso articular e a perfuração dos anexos posteriores podem causar crepitação na fase final. Por conseguinte, pensa-se que existe uma certa sequência natural da doença, começando com sinais clínicos importantes e progredindo para uma fase final em que os sinais clínicos podem ou não diminuir, embora as alterações radiográficas ainda persistam.[3]

Até 70% dos doentes com DTM sofrem de patologia de mau posicionamento do disco da ATM, designada por desarranjo interno (ID). 54,2% dos indivíduos afectados apresentam alterações osteoartríticas (OA), tais como deterioração e abrasão da cartilagem articular e espessamento e remodelação do osso subjacente. Nos doentes com DTM, é evidente que, após o início da degradação articular, a OA pode ser incapacitante, conduzindo a deformidades morfológicas e a obstruções funcionais.[4]

Embora a incidência de distúrbios da articulação temporomandibular atribuíveis à deslocação do menisco tenha sido estimada como bastante elevada, ainda não foram identificados factores etiológicos definitivos. As áreas de possível etiologia incluem oclusão, síndrome de disfunção dolorosa miofascial crónica, trauma e anomalias articulares ou variações anatómicas normais (por exemplo, eminência articular proeminente, hipermobilidade, fraqueza inerente na zona bilaminar).[5] .

Com base nos estágios da ID da ATM, as opções de tratamento variam, dependendo da gravidade da degeneração. Existem opções não invasivas e minimamente invasivas para os doentes nas fases iniciais da ID. Existem opções de reconstrução minimamente invasivas e subtotais para os doentes em fases intermédias. As substituições totais totalmente invasivas das articulações são a única opção atualmente disponível para os doentes com ID em fase avançada. No entanto, muitos doentes necessitam de cirurgia de repetição ou de acompanhamento, o que indica que o sucesso a longo prazo das opções de tratamento é pouco promissor.[4]

O conhecimento da articulação temporomandibular e da função do sistema mastigatório, bem como dos distúrbios relacionados, tem sido um tópico de interesse na cirurgia oral e maxilofacial há muitos anos. Embora se tenha provado ser bastante complexo, o enorme interesse nesta área estimulou numerosos conceitos, teorias e métodos de tratamento. Isto, naturalmente, levou a muita confusão num campo de estudo já de si complicado. Embora o nível de conhecimento atual seja maior do que nunca, ainda há muito a aprender. Algumas das técnicas actuais revelar-se-ão os nossos tratamentos mais eficazes no futuro. Outros métodos revelar-se-ão ineficazes e terão de ser descartados. Os profissionais competentes e atenciosos devem estabelecer os seus métodos de tratamento com base nos seus conhecimentos actuais e na sua avaliação constante das informações recebidas através da enorme quantidade de investigação em curso.[6]

Seguindo o mesmo conceito, esta dissertação bibliográfica tem como objetivo realçar os conceitos actuais e em curso no diagnóstico e tratamento dos desarranjos internos da ATM, acompanhados de uma revisão aprofundada da anatomia, fisiologia e biomecânica da articulação craniomandibular.

CAPÍTULO 2

ANATOMIA DA ARTICULAÇÃO TEMPOROMANDIBULAR

A Articulação Temporomandibular (ATM) é uma articulação sinovial diartrodial que articula a fossa mandibular do osso temporal com o côndilo da mandíbula.[7] . Proporciona movimentos de articulação num plano e, por isso, pode ser considerada uma articulação ginglóide. No entanto, ao mesmo tempo, também apresenta movimentos de deslizamento, o que a classifica como uma articulação artrodial. Assim, foi tecnicamente considerada uma articulação gengivo-artrodial.[6] Está localizada entre o côndilo da mandíbula e a fossa mandibular e a eminência articular do osso temporal. As superfícies articulares da ATM são cobertas por fibrocartilagem, enquanto muitas outras articulações têm cartilagem hialina.[8] O disco articular separa o osso temporal e a mandíbula da articulação direta, pelo que, funcionalmente, funciona como um osso não ossificado, que permite os movimentos complexos da articulação. Uma vez que o disco articular funciona como um terceiro osso e a articulação craniomandibular é considerada uma articulação composta.[6] **DESENVOLVIMENTO DA ATM**

Com 8 semanas de gestação, a maioria das outras cavidades articulares está presente na sua forma inicial, mas a ATM começa a desenvolver-se uma semana mais tarde e, nesta altura, apenas são visíveis as condensações embriológicas do côndilo, do osso temporal e do disco articular, sem uma estrutura definida. Essas estruturas são derivadas do primeiro arco faríngeo.[9] Os arcos faríngeos são estruturas emparelhadas que são derivados embriológicos para a faringe e estruturas circundantes. Eles consistem em um mesoderma somático central e mesênquima da crista neural.[10]

As três fases que definem o desenvolvimento embriológico normal da ATM:

(1) Fase blastémica

Por volta das 7 a 8 semanas de gestação, formam-se dois blastemas mesenquimatosos derivados de células da crista neural no primeiro arco branquial, que serve de base para o osso temporal e o côndilo mandibular.

O blastema da fossa glenoide é derivado da cápsula ótica e sofre ossificação intramembranosa. Entre os dois blastemas está presente uma densa faixa de mesênquima que começa a compactar-se durante esta fase e forma o futuro disco articular. O blastema condilar desenvolve-se na direção do blastema temporal através da proliferação celular que resulta na formação de osso endocondral, de modo a fechar a sua separação física. O mesênquima interveniente também sofrerá compactação, permitindo a aproximação dos dois blastemas.[9]

(2) Fase de cavitação

Nesta fase, o mesênquima compactado entre os dois blastemas diferencia-se em várias camadas de tecido fibroso que, por fim, se divide em camadas sinoviais superior e inferior do futuro disco. O espaço articular inferior começa a desenvolver-se primeiro às 9 semanas, enquanto o espaço articular superior começa a desenvolver-se às 11 semanas.[9] O côndilo forma uma cartilagem secundária devido à formação óssea endocondral que é coberta por células fibrosas planas às 9 semanas. A biomecânica muscular bucal começa a afetar o desenvolvimento ósseo e cartilaginoso na fase de cavitação.[10]

(3) Estágio de maturação

Esta fase ocorre a partir das 12 semanas de gestação até ao nascimento. Às 17 semanas, a cápsula articular torna-se claramente visível e a cartilagem interveniente é visível às 19 a 20 semanas. Os tecidos celular e sinovial diferenciam-se ainda mais às 26 semanas.[9] O desenvolvimento da fossa glenoide e do côndilo durante esta fase é influenciado pelo crescimento vascular circundante e pelas forças de pressão muscular. Estes factores influenciam a estrutura para a morfologia final da ATM. Ao nascimento, a ATM é relativamente subdesenvolvida em comparação com outras articulações sinoviais. (TABELA 1) [10]

FASES DE DESENVOLVIMENTO DA ARTICULAÇÃO TEMPOROMANDIBULAR [10]	
SEMANAS DE GESTAÇÃO	**DESENVOLVIMENTO TMJ**
7-8 semanas	Fase blastémica: formação de blastemas da fossa glenoide e do côndilo
9 semanas	Fase de cavitação: formação de espaço articular inferior
11 semanas	Fase de cavitação: formação de espaço articular superior
17 semanas	Desenvolvimento da cápsula articular
19-20 semanas	A cartilagem desenvolve-se na articulação

26 semanas até ao nascimento	Maior maturação da estrutura articular

TABELA 1; Estágios de desenvolvimento da ATM [10]

Desenvolvimento de estruturas circundantes

A ATM desenvolve-se em conjunto com o ouvido e a mandíbula sob um programa de desenvolvimento coordenado e independente, pelo que as aberrações nestas estruturas circundantes terão frequentemente um efeito indireto na ATM. A crista neural do primeiro arco faríngeo contribui tanto para a mandíbula como para a cabeça do martelo e uma porção dos ossos do ouvido médio. Esse processo começa por volta de 3 semanas de gestação e se completa por volta de 20 semanas de gestação. A mandíbula começa a desenvolver-se às 4 semanas de gestação com a formação do estomodeu, que é o precursor da cavidade oral. As células da crista neural craniana migram da parte inferior do prosencéfalo, do mesencéfalo e dos rombómeros e da parte superior do rombencéfalo. Estas células da crista neural derivadas do primeiro arco faríngeo formam proeminências maxilares emparelhadas localizadas acima do estomodeu e proeminências mandibulares emparelhadas localizadas abaixo do estomodeu. A cartilagem de Meckel forma-se na mesoderme da proeminência mandibular do primeiro arco faríngeo. A extremidade posterior da cartilagem de Meckel liga-se cranialmente ao ouvido e permite a sua contribuição para o martelo e a bigorna, enquanto a extremidade anterior da cartilagem de Meckel se liga ao seu análogo contralateral através de uma banda mesodérmica na sínfise. O segmento posterior da cartilagem de Meckel, entre a contribuição ótica e a língula, é substituído por tecido fibroso que acaba por formar o ligamento esfenomandibular ou ligamento lateral interno.[10]

A ossificação do corpo da anlage da mandíbula começa com a formação do osso membranoso na sexta semana de gestação. Os ramos são formados a partir da ossificação intramembranosa do mesênquima do primeiro arco branquial, distinto da cartilagem de Meckel, que forma o forame mandibular. A cartilagem de Meckel acaba por desaparecer. Entretanto, existem cartilagens secundárias que surgem durante o desenvolvimento e desempenham um papel fundamental no desenvolvimento mandibular. A cartilagem condilar é a primeira cartilagem secundária a formar-se como uma massa em forma de cone às 12 semanas no local do futuro côndilo, por baixo da superfície articular do osso temporal. A partir das 14 semanas de gestação, sofre ossificação endocondral para criar a cabeça e o colo do côndilo e a metade posterior do ramo que se estende até ao forame do canal alveolar inferior.[9]

A carga funcional da superfície articular ao longo da superfície ântero-superior do côndilo diferencia as células mesenquimais e engrossa a fibrocartilagem do disco e impulsiona a substituição óssea endocondral.[9] O crescimento do côndilo provoca a deslocação da mandíbula numa rotação ântero-superior, que move o queixo anterior e inferiormente. A cartilagem coronoide serve de molde para a criação do processo coronoide e da metade anterior do ramo até ao nível do forame dentário inferior, por volta das 16 semanas de gestação. Está presente apenas transitoriamente após a formação do coronoide, esta cartilagem secundária é absorvida pelo osso membranoso. A cartilagem sinfisária forma-se na linha média entre as duas extremidades da cartilagem de Meckel e degenera por volta dos 2 anos de idade.[10]

Alterações do desenvolvimento com a idade

Aquando do nascimento, a maior parte da cartilagem condilar é substituída por osso através da ossificação endocondral, mas a porção superior remanescente persiste até à idade adulta. Tanto a espessura como a vascularização da cartilagem condilar diminuem com a idade. A cartilagem condilar permite que o côndilo mantenha a sua relação com o osso temporal, enquanto a mandíbula se estende para baixo e para a frente durante o desenvolvimento. Tem a capacidade de crescimento multidirecional, permitindo assim múltiplas trajectórias de crescimento tanto superior como posterior. O ramo cresce em direção posterior e lateral ao lado da base do crânio que se expande lateralmente. O coronoide cresce superiormente e bucalmente, enquanto os côndilos crescem posterior, superior e lateralmente. Ao nascimento, o ângulo da mandíbula é obtuso, o ramo é pequeno em comparação com o corpo e o processo coronoide é relativamente grande. Nos primeiros 3 anos de vida, há um rápido crescimento lateral através da ossificação da sínfise e do crescimento dos côndilos tanto na direção posterior como superior, permitindo um aumento da altura do ramo. A eminência articular tem uma ligeira inclinação ao nascimento, e a sua forma final é completamente derivada funcionalmente da força criada pelos músculos da mastigação e pelos dentes. Por volta dos 3 anos de idade, estas forças irão criar a eminência articular em aproximadamente metade da sua forma adulta, que é atingida quase na totalidade por volta dos 12 anos de idade.[9]

Após os 3 anos de idade, há uma extensa remodelação óssea ao longo de todas as superfícies mandibulares. Esta pode ser determinada por centros de crescimento primário dentro da mandíbula e por uma reação às forças mecânicas circundantes. Sugere-se que a biomecânica circundante é uma força motriz tanto na morfologia como na estimulação da deposição óssea. O padrão geral de remodelação envolve a aposição óssea ao longo do côndilo, do coronoide, do processo alveolar, do bordo posterior do ramo e da superfície vestibular/labial da mandíbula, enquanto a reabsorção óssea tende a ocorrer ao longo do bordo anterior do ramo e, geralmente, ao longo da superfície lingual da mandíbula. O ramo posterior sofre um crescimento aposicional que permite um maior alongamento do corpo da mandíbula.[10] Em relação à ATM, há reabsorção periosteal e deposição endosteal no colo do côndilo e no ramo ascendente, dando à mandíbula um ângulo mais agudo.[9]

COMPONENTES DA ARTICULAÇÃO TEMPOROMANDIBULAR

Fossa mandibular

A fossa mandibular, também conhecida como fossa glenoide no osso temporal, tem uma forma côncava e a sua superfície articular é maior do que o côndilo. A superfície articular da fossa mandibular está localizada na face inferior da parte escamosa do osso temporal, imediatamente anterior à placa timpânica (FIGURA 1). A parte anterior das fissuras petroscópica e petrotimpânica da fossa mandibular participa da articulação. Essas duas fissuras criam, assim, uma crista na borda posterior da superfície articular da fossa mandibular, conhecida como crista articular posterior. O pólo lateral desta crista articular posterior é evidente imediatamente antes do meato acústico externo e é designado por processo pós-glenoide. A borda medial da fossa estreita-se ligeiramente e é delimitada por uma parede óssea que é conhecida como processo entoglenóide.[8]

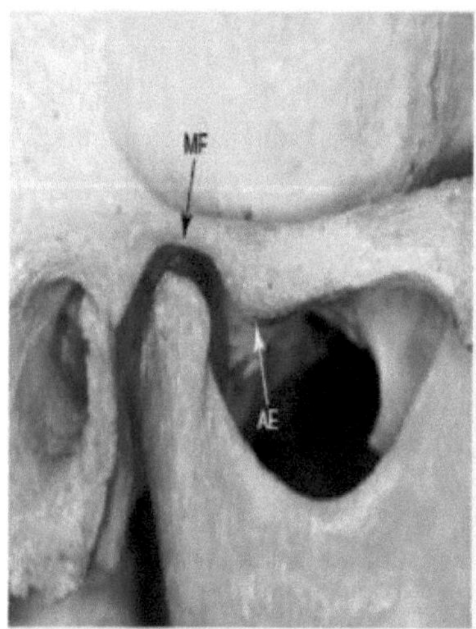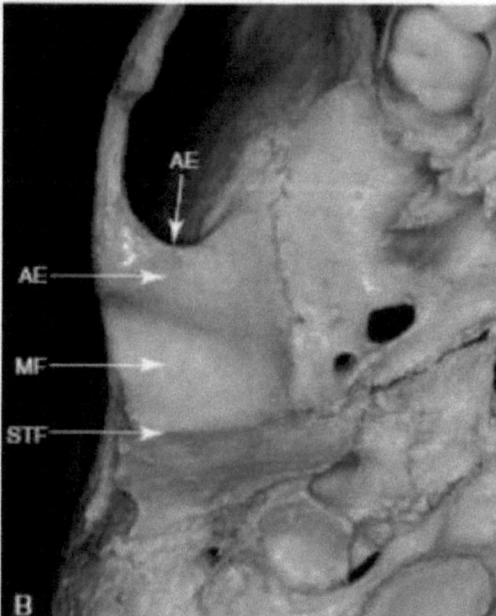

FIGURA 1;(A) Estruturas ósseas da ATM (vista lateral). fossa mandibular (MF); eminência articular (AE). (B) Fossa articular (vista inferior). eminência articular (AE); fossa mandibular (MF); fissura escamotímpano (STF).[6]

Eminência articular

A eminência articular é toda a barra óssea transversal que forma a raiz do zigoma, que tem uma estrutura convexa e se encontra na parte anterior da fossa mandibular. Forma uma superfície articular com um curso descendente, que também é chamada de inclinação da eminência. A fossa mandibular e a eminência articular formam uma superfície articular com a forma da letra "S". A camada cartilaginosa na eminência articular é especialmente espessa, e aqui a transmissão de forças vectoriais ocorre através do disco articular. Embora o grau de convexidade desta proeminência seja variável, é importante para a perpendicularidade do movimento da mandíbula para a frente. A superfície articular horizontal que continua anteriormente a partir da ponta da eminência articular é designada plano pré-glenoide.[8]

Côndilo mandibular

A parte da mandíbula que participa da ATM é o côndilo mandibular. O côndilo possui uma estrutura bipolar, composta pelos pólos medial e lateral. O pólo medial do côndilo está direcionado mais para trás. A superfície articular do côndilo encontra-se maioritariamente no seu aspeto ântero-superior, virada para a vertente posterior da eminência articular. Embora a superfície articular do côndilo mandibular seja convexa em todas as direcções, é mais larga mediolateralmente (15-20 mm) do que anteroposteriormente (8-10 mm) (FIGURA

2). A estrutura óssea da mandíbula e a robustez do osso temporal compensam a carga que surge durante os movimentos articulares. No entanto, a estrutura primária que tolera a carga é a linha oblíqua da mandíbula, que está localizada na borda anterior do ramo mandibular e surge logo abaixo do processo coronoide. A tensão que surge devido ao contacto recíproco dos dentes durante a mastigação é conduzida por baixo do corpo mandibular e da linha oblíqua. Assim, a tensão é distribuída e evita-se uma carga excessiva no côndilo.[8]

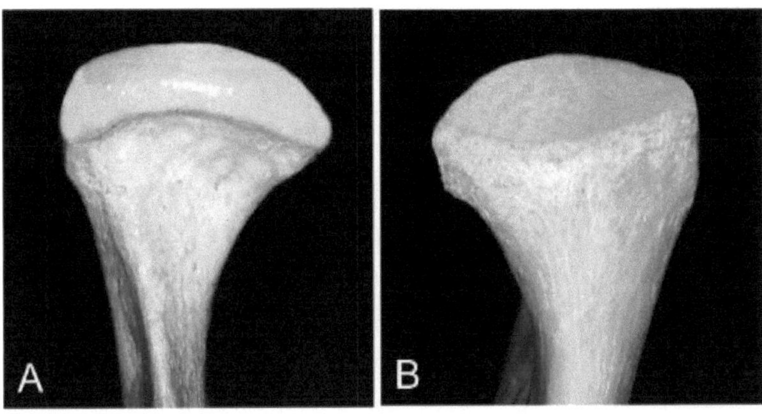

FIGURA 2; O côndilo. (A) Vista anterior e (B) vista posterior mostrando a borda da superfície articular. A superfície articular no aspeto posterior do côndilo é maior do que no aspeto anterior.[6]

Cartilagem articular

As superfícies articulares da articulação temporomandibular estão em contacto umas com as outras, mas não apresentam continuidade estrutural, uma vez que o disco articular está presente entre as superfícies articulares. Por conseguinte, as faces articulares destas superfícies estão geralmente cobertas por uma cartilagem fibrosa de 2-5 mm de espessura ou cartilagem articular. Esta cartilagem articular não contém quaisquer vasos sanguíneos e nervos. [8] **Disco articular**

O disco articular é composto por tecido conjuntivo fibroso denso e a maior parte da peça é desprovida de quaisquer vasos sanguíneos ou fibras nervosas. No entanto, a periferia extrema do disco é ligeiramente inervada. No plano sagital, pode ser dividido em três regiões.[6]

A zona central é a mais fina e designa-se por zona intermédia. O disco torna-se consideravelmente mais espesso tanto antes como depois da zona intermédia. O bordo posterior é geralmente ligeiramente mais espesso do que o bordo anterior.

Na articulação normal, a superfície articular do côndilo está localizada na zona intermédia do disco, delimitada pelas regiões anterior e posterior mais espessas. Numa vista anterior, o disco é geralmente um pouco mais espesso medialmente do que lateralmente, o que corresponde ao aumento do espaço entre o côndilo e a fossa articular em direção à porção medial da articulação. A forma exacta do disco é determinada pela morfologia do côndilo e da fossa mandibular. Durante o movimento, o disco é algo flexível e pode adaptar-se às exigências funcionais das superfícies articulares. O disco mantém a sua morfologia a menos que ocorram forças destrutivas ou alterações estruturais na articulação. Se estas alterações ocorrerem, a morfologia do disco pode ser irreversivelmente alterada, produzindo alterações biomecânicas durante a função.[8]

O disco articular está ligado posteriormente a uma região de tecido conjuntivo frouxo que é altamente vascularizado e inervado. Este tecido é conhecido como tecido retrodiscal ou fixação posterior. Superiormente, é delimitado por uma lâmina de tecido conjuntivo que contém muitas fibras elásticas, a lâmina retrodiscal superior. A lâmina retrodiscal superior fixa o disco articular posteriormente à placa timpânica. Na borda inferior dos tecidos retrodiscais encontra-se a lâmina retrodiscal inferior, que fixa a borda inferior do bordo posterior do disco à margem posterior da superfície articular do côndilo. A lâmina retrodiscal inferior é composta principalmente por fibras colagénicas e não por fibras elásticas como a lâmina retrodiscal superior. O restante corpo do tecido retrodiscal está ligado posteriormente a um grande plexo venoso, que se enche de sangue à medida que o côndilo avança.[6]

As fixações superior e inferior da região anterior do disco estão no ligamento capsular, que envolve a maior parte da articulação. A fixação superior está na margem anterior da superfície articular do osso temporal. A fixação inferior está na margem anterior da superfície articular do côndilo. Ambas as fixações anteriores são compostas por fibras de colagénio. Anteriormente, entre as fixações do ligamento capsular, o disco está também ligado por fibras tendinosas ao músculo pterigoide lateral superior. O disco articular está ligado ao ligamento capsular não só anterior e posteriormente, mas também medial e lateralmente. Este facto divide a articulação em duas cavidades distintas. A cavidade superior é delimitada pela fossa mandibular e pela superfície superior do disco. A cavidade inferior é delimitada pelo côndilo mandibular e pela superfície inferior do disco.[6]

Cápsula

A cápsula envolve as superfícies articulares e as cavidades articulares, mantendo as superfícies articulares unidas. Esta cápsula é estrutural e funcionalmente composta por duas camadas, que são uma membrana fibrosa e uma membrana sinovial. A membrana fibrosa é constituída por tecido conjuntivo fibroso e protege a articulação de efeitos externos. A membrana sinovial cobre todas as superfícies intra-articulares, com exceção do disco e da cartilagem articular, e está ligada a estes através de tecido conjuntivo frouxo. A parte superior larga da cápsula, que se encontra na estrutura de tecido conjuntivo frouxo, está ligada lateralmente à superfície articular da fossa mandibular, anterolateralmente à eminência articular e anteriormente ao plano pré-glenoide como pólo anterior e ao processo pós-glenoide e à crista articular posterior como pólo posterior. A parte inferior estreita adere ao colo da mandíbula e à parte superior da fóvea pterigoide. A cápsula é bastante mais larga do que as superfícies articulares e permite que o côndilo mandibular deslize facilmente para a frente durante a protracção. A parte posterior da cápsula é mais longa e inclui mais fibras elásticas do que as outras partes (FIGURA 3). Por conseguinte, não restringe o movimento para a frente do côndilo ao estender-se durante a abertura da mandíbula. Essa elasticidade também ajuda a restaurar o côndilo mandibular à sua posição original ao fechar a mandíbula.[8]

Na parte anterior da cápsula, existe um orifício que a cabeça superior do músculo pterigoide lateral atravessa para fixar o pólo anterior do disco. A principal função da cápsula é limitar a translação para a frente do côndilo e resistir a tracções para fora, para dentro e para baixo, que podem levar à deslocação da articulação. O ligamento temporomandibular (ligamento lateral) reforça a cápsula a partir do lado lateral. A cápsula é vizinha do nervo facial lateralmente e do nervo auriculotemporal medialmente. O disco articular está ligado à cápsula tanto anteromedialmente como lateralmente.[8]

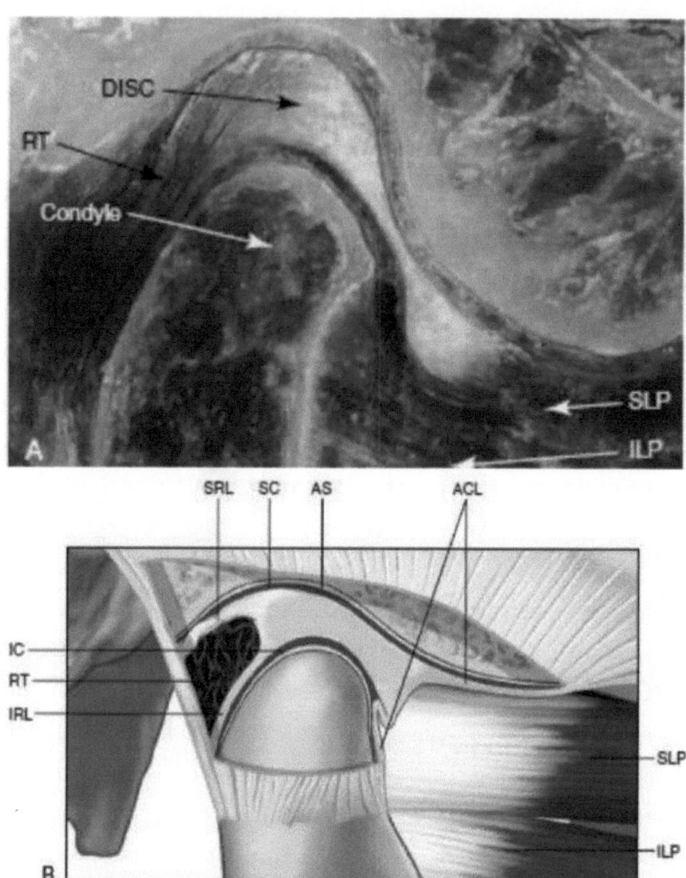

FIGURA 3; Articulação temporomandibular. A, Vista lateral e (B) diagrama mostrando os componentes anatómicos: tecidos retrodiscais (RT); lâmina retrodiscal superior (SRL) (elástica); lâmina retrodiscal inferior (IRL) (colagénica); ligamento capsular anterior (ACL) (colagénico); músculos pterigóides laterais superior e inferior (SLP E ILP); superfície articular (AS); cavidade articular superior e inferior (Sc E IC).[6]

Membrana sinovial e líquido sinovial

A membrana sinovial reveste a superfície interna da membrana fibrosa e está ligada a ela através de tecido conjuntivo frouxo. No entanto, não cobre a cartilagem articular e o disco articular. O papel principal desta membrana é segregar o líquido sinovial e assegurar a sua reabsorção. Enquanto a maior parte do líquido sinovial no espaço articular provém do plasma por diálise, uma quantidade muito pequena de líquido sinovial (0,05 ml) é segregada pelos sinoviócitos de tipo A e B. A composição do líquido sinovial é praticamente a mesma em todas as articulações, com ácido hialurónico altamente viscoso e algumas células livres, incluindo sobretudo macrófagos.[8]

Como a cavidade articular é dividida pelo disco em duas cavidades separadas, existem duas membranas sinoviais: a membrana sinovial da cavidade articular superior e a membrana sinovial da cavidade articular inferior. A primeira reveste a membrana fibrosa superior ao disco e a segunda reveste a membrana fibrosa inferior ao disco. A cavidade articular superior contém em média 1,2 ml e a cavidade articular inferior contém 0,5-0,9 ml de membrana sinovial$_{fluid}$. [8]

Uma vez que as superfícies articulares da articulação não são vasculares, o líquido sinovial actua como um meio para fornecer requisitos metabólicos a estes tecidos e também minimizar a fricção entre as superfícies articulares do disco, côndilo e fossa durante a função.[6]

O líquido sinovial lubrifica as superfícies articulares através de dois mecanismos. O primeiro é designado por lubrificação de fronteira, que ocorre quando a articulação é movimentada e o líquido sinovial é forçado de uma área da cavidade para outra. Além disso, o líquido sinovial localizado nas zonas de borda ou recesso é forçado sobre a superfície articular, proporcionando assim lubrificação. A lubrificação de fronteira evita a fricção na articulação em movimento e é o principal mecanismo de lubrificação da articulação. Um segundo mecanismo de lubrificação é designado por lubrificação por escoamento. Refere-se à capacidade das superfícies articulares de absorverem uma pequena quantidade de líquido sinovial. Durante o funcionamento de uma articulação, são criadas forças entre as superfícies articulares e estas forças conduzem uma pequena quantidade de líquido sinovial para dentro e para fora dos tecidos articulares, levando a uma troca metabólica.[6]

OS LIGAMENTOS

Os ligamentos não participam ativamente na função articular, mas actuam como dispositivos de restrição passiva para limitar e restringir os movimentos da borda.

Três ligamentos funcionais suportam a ATM:

(1) Ligamentos colaterais (discais)

Os ligamentos colaterais ligam os bordos medial e lateral do disco articular aos pólos do côndilo. Existem dois ligamentos discais, um ligamento discal medial e o outro ligamento discal lateral. O ligamento discal medial liga o bordo medial do disco ao pólo medial do côndilo. O ligamento discal lateral liga o bordo lateral do disco ao pólo lateral do côndilo. Estes ligamentos são responsáveis por dividir a articulação mediolateralmente nas cavidades articulares superior e inferior. Os ligamentos discais são verdadeiros ligamentos, compostos por fibras de tecido conjuntivo colagénio; por conseguinte, não se esticam e funcionam para restringir o movimento do disco para longe do côndilo, ou seja, permitem que o disco se mova passivamente com o côndilo à medida que desliza anterior e posteriormente. As fixações dos ligamentos discais permitem que o disco seja rodado anterior e posteriormente na superfície articular do côndilo. Assim, estes ligamentos são responsáveis pelo movimento de articulação da ATM. Os ligamentos discais têm um suprimento vascular e são inervados. A sua inervação fornece informações sobre a posição e o movimento da articulação.[6]

(2) O ligamento capsular

Toda a ATM é circundada e englobada pelo ligamento capsular (FIGURA 4). As fibras do ligamento capsular são fixadas superiormente ao osso temporal ao longo das bordas das superfícies articulares da fossa mandibular e da eminência articular. Inferiormente, as fibras do ligamento capsular fixam-se ao colo do côndilo. O ligamento capsular actua para resistir a quaisquer forças mediais, laterais ou inferiores que tendam a separar ou deslocar as superfícies articulares. Uma função importante do ligamento capsular é envolver a articulação, retendo assim o líquido sinovial. O ligamento capsular é bem inervado e fornece feedback propriocetivo relativamente à posição e ao movimento da articulação.[3,4,5,6,7]

1 O ligamento temporomandibular

O aspeto lateral do ligamento capsular é reforçado por fibras fortes e apertadas, que constituem o ligamento lateral ou o ligamento temporomandibular. (TM). O ligamento temporomandibular é composto por duas partes, uma porção oblíqua exterior e uma porção horizontal interior. A porção externa estende-se da superfície externa do tubérculo articular e do zigomático

A porção horizontal interna estende-se da superfície externa do tubérculo articular e do processo zigomático posterior e horizontalmente até ao pólo lateral do côndilo e à parte posterior do disco articular. A porção horizontal interna estende-se da superfície externa do tubérculo articular e do processo zigomático posterior e horizontalmente até ao pólo lateral do côndilo e à parte posterior do disco articular. A porção oblíqua do ligamento temporomandibular resiste à queda excessiva do côndilo, limitando assim a extensão da abertura da boca.[8]

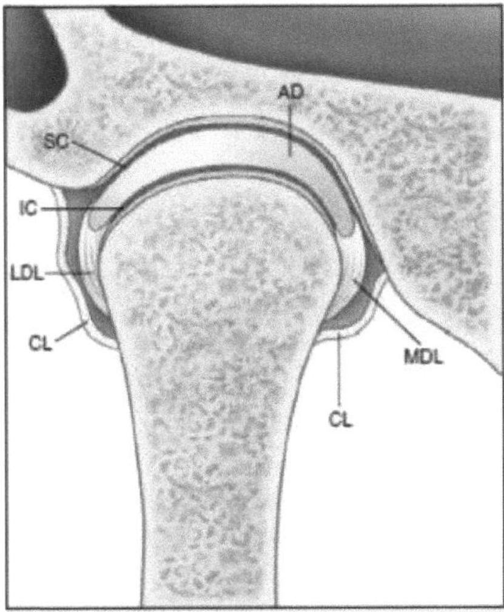

FIGURA 4; Articulação temporomandibular (vista anterior), disco articular (DA); ligamento capsular (CL); ligamento discal lateral (LDL); ligamento discal medial (MDL); cavidade articular superior (SC); cavidade articular inferior (IC).[6]

Durante a fase inicial de abertura, o côndilo pode rodar em torno de um ponto fixo até que a sua inserção no colo do côndilo seja rodada posteriormente. A porção horizontal interna do ligamento temporomandibular limita o movimento posterior do côndilo e do disco. Quando a força aplicada à mandíbula desloca o côndilo posteriormente, esta porção do ligamento fica apertada e impede que o côndilo se mova para a região posterior da fossa mandibular. Assim, o ligamento temporomandibular protege os tecidos retrodiscais do trauma criado pelo deslocamento posterior do côndilo. [6]

Estão também presentes dois ligamentos acessórios;

(1) O ligamento esfenomandibular

O ligamento esfenomandibular é um dos dois ligamentos acessórios da ATM (FIGURA 5). Surge da espinha do osso esfenoide e estende-se para baixo até uma pequena proeminência óssea na superfície medial do ramo da mandíbula chamada língula. Não tem qualquer efeito limitador significativo no movimento mandibular.

(2) O ligamento estilomandibular

O segundo ligamento acessório é o ligamento estilomandibular (FIGURA 5). Ele surge do processo estiloide e se estende para baixo e para frente até o ângulo e a borda posterior do ramo da mandíbula. Torna-se tenso quando a mandíbula está protruída, mas fica mais relaxado quando a mandíbula está aberta. Assim, o ligamento estilomandibular limita os movimentos protrusivos excessivos da mandíbula.[6]

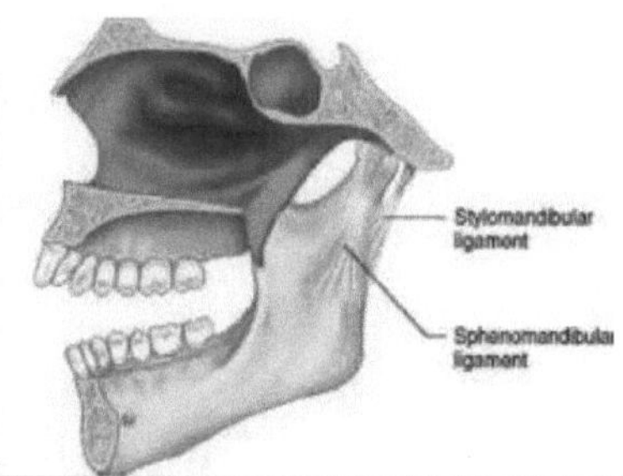

FIGURA 5; Ligamentos acessórios; estilomandibular e esfenomandibular.[6]

MÚSCULOS RELACIONADOS COM A FUNÇÃO DA ARTICULAÇÃO TEMPOROMANDIBULAR

Os músculos do sistema mastigatório são o músculo masséter, o músculo temporal, os músculos pterigóides (músculo pterigoide medial e músculo pterigoide lateral), os músculos supra-hióideos (músculo digástrico, músculo milo-hióideo, músculo estilo-hióideo) e alguns outros músculos da cabeça e do pescoço. Todos os músculos mastigatórios são inervados pelo nervo mandibular e seus ramos. Para além destes músculos, os músculos supra-hióideos, infra-hióideos, esternocleidomastóideos e os músculos posteriores do pescoço desempenham papéis na estabilização da mandíbula e no controlo dos movimentos mandibulares, embora não tenham um papel direto na função mastigatória.[8]

Músculo masseter

É um músculo em forma de retângulo que tem fibras superficiais e profundas. As fibras superficiais têm origem nos 2/3 anteriores[rd] do bordo inferior do arco zigomático e no processo zigomático adjacente da maxila, terminando na parte inferior da superfície lateral do ramo da mandíbula. As fibras profundas começam na superfície profunda do arco zigomático e estendem-se até ao resto da superfície lateral do ramo da mandíbula. Enquanto as fibras superficiais se estendem para baixo e ligeiramente para trás, as fibras profundas estendem-se verticalmente. Quando o músculo masseter se contrai, eleva a mandíbula para cima e é um músculo forte que fornece a força necessária para uma mastigação eficiente. O seu ramo superficial também ajuda a protrusão da mandíbula.[8]

Temporalis muscle

É um músculo largo, em forma de leque, que se origina na fossa temporal, na fáscia temporal e na superfície lateral do crânio para passar pelo arco zigomático e aderir às margens e à superfície profunda do processo coronoide até à borda anterior do ramo da mandíbula. Dependendo da direção das fibras, é classificado em três partes: anterior, medial e posterior. Quando o músculo temporal se contrai como um todo, eleva a mandíbula para cima. Quando a parte anterior é contraída, a mandíbula se eleva verticalmente; quando a parte medial é contraída, a mandíbula se move para cima e para trás; e quando a parte posterior é contraída, a mandíbula se move para trás (retrusão).[8]

Músculo pterigóideo medial

É um músculo quadrilátero que se origina da superfície medial da placa pterigóidea lateral, do processo adjacente do osso palatino e da tuberosidade da maxila para aderir à tuberosidade pterigoide na superfície medial do ângulo mandibular, abaixo e atrás do forame mandibular e do sulco milo-hióideo. Quando se contrai, projecta a mandíbula e eleva-a para cima. A contração unilateral deste músculo coloca a mandíbula numa posição mediotrusiva.[8]

Músculo pterigoide lateral

Tem duas cabeças, a inferior e a superior, com duas funções diferentes. A cabeça inferior começa na superfície lateral da placa pterigoide lateral e adere à fóvea pterigoide na superfície anterior do colo do côndilo. A cabeça superior é mais pequena do que a cabeça inferior. Inicia-se na superfície infratemporal e na crista da asa maior do osso esfenoide e adere à cápsula articular, ao disco e ao côndilo. Quando contraído bilateralmente, os côndilos são puxados para baixo, em direção à eminência articular, e a mandíbula torna-se protrusa. A contração unilateral faz com que o côndilo se mova mediotrusivamente e a mandíbula se mova lateralmente na direção oposta. Quando este músculo se contrai juntamente com os músculos depressores, a mandíbula desloca-se para baixo e os côndilos deslocam-se para a frente e para baixo sobre a eminência articular; assim, o músculo pterigóideo lateral destaca-se como o único músculo que abre a mandíbula. [8]

HISTOLOGIA DAS SUPERFÍCIES ARTICULARES DA ARTICULAÇÃO TEMPOROMANDIBULAR

As superfícies articulares do côndilo e da fossa mandibular são compostas por quatro camadas ou zonas distintas (FIGURA 6).

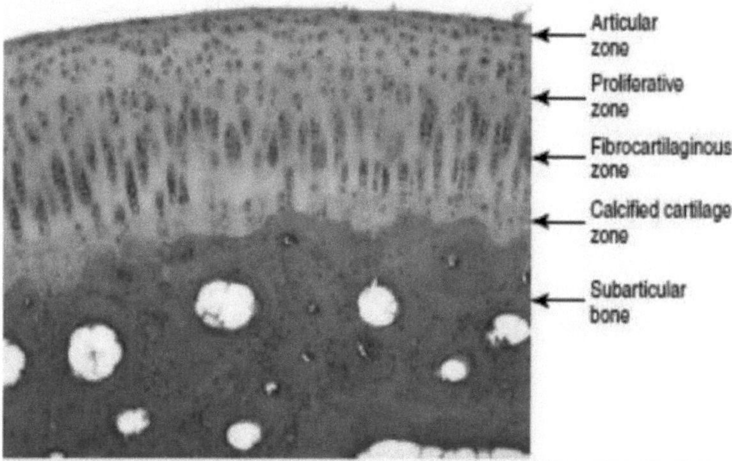

FIGURA 6; Secção histológica de um côndilo mandibular saudável mostrando as quatro zonas: zona articular, zona proliferativa, zona fibrocartilaginosa e zona de cartilagem calcificada.(6)

I. Zona articular (camada superficial)

Encontra-se adjacente à cavidade articular e forma a superfície funcional mais externa. Ao contrário das camadas superficiais da maioria das outras articulações sinoviais, esta camada é feita de tecido conjuntivo fibroso denso em vez de cartilagem hialina. A maior parte das fibras de colagénio estão dispostas em feixes e orientadas quase paralelamente à superfície articular. As fibras estão bem compactadas e são capazes de suportar as forças do movimento. Em geral, é menos suscetível do que a cartilagem hialina aos efeitos do envelhecimento e, por conseguinte, tem menos probabilidades de se degradar com o tempo. Tem também uma capacidade de reparação muito maior do que a cartilagem hialina. (6)

II. Zona proliferativa

É principalmente celular e composto por tecido mesenquimal indiferenciado. Este

20

tecido é responsável pela proliferação da cartilagem articular em resposta às exigências funcionais impostas às superfícies articulares durante a carga. [6]Zona fibrocartilaginosa.

Aqui, as fibrilhas de colagénio estão dispostas em feixes num padrão cruzado, embora algum do colagénio seja visto numa orientação radial (FIGURA 7). A fibrocartilagem aparece numa orientação aleatória, proporcionando uma rede tridimensional que oferece resistência contra forças compressivas e laterais.[6]

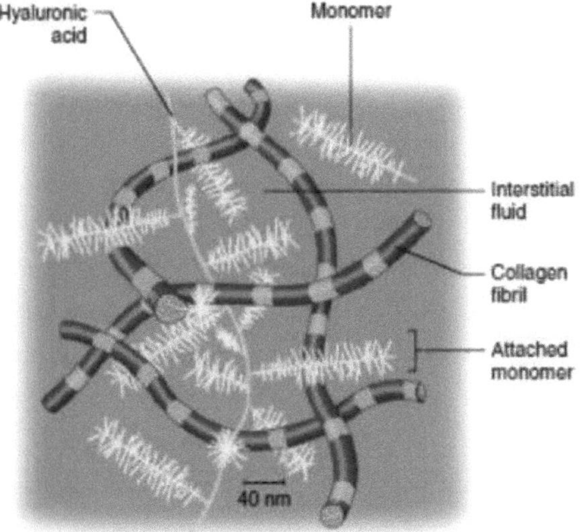

FIGURA 7; A rede de colagénio interage com a rede de proteoglicanos na matriz extracelular, formando um compósito reforçado com fibras.[6]

IV. Zona de cartilagem calcificada (zona mais profunda).

É constituída por condrócitos e condroblastos distribuídos por toda a cartilagem articular. Nesta zona, os condrócitos tornam-se hipertróficos, morrem e têm o seu citoplasma evacuado, formando células ósseas a partir do interior da cavidade medular. A superfície da estrutura da matriz extracelular fornece um local ativo para a atividade de remodelação durante o crescimento ósseo endosteal, tal como acontece noutras partes do corpo. A cartilagem articular é composta por condrócitos e por uma matriz intercelular. Os condrócitos produzem o colagénio, os proteoglicanos, as glicoproteínas e as enzimas que formam a matriz.[6]

Bases bioquímicas e histológicas da lubrificação da ATM Disco articular

O disco da ATM é composto por quantidades variáveis de células e matriz extracelular. A matriz extracelular é composta por macromoléculas e fluido. As macromoléculas compreendem cerca de 15-35% do peso húmido do disco, enquanto o fluido tecidular compreende cerca de 65-80%. As células do disco da ATM são uma combinação heterogénea de fibrocondrócitos e células semelhantes a fibroblastos, que são nitidamente diferentes dos condrócitos da cartilagem hialina. As fibras de colagénio mantêm a forma do disco, enquanto a elastina está associada à restauração da forma durante a descarga.[7]

Os proteoglicanos estão enredados na rede de fibras de colagénio e são praticamente imóveis. São detectados vários proteoglicanos no disco. O biglicano e a decorina pertencem ao grupo dos pequenos proteoglicanos, que consistem numa proteína central à qual estão ligadas uma (decorina) ou duas (biglicano) cadeias laterais de sulfato de condroitina/dermatano. O Aggrecan é um proteoglicano de grandes dimensões que contém sulfato de condroitina e sulfato de queratano. As moléculas de agrecan possuem uma elevada viscosidade e um grande tamanho molecular que reduzem a sua capacidade de difusão através da rede de colagénio, resultando na retenção de grandes quantidades de água.[7]

As fibras de colagénio da fibrocartilagem estão dispostas em várias zonas distintas e conferem à cartilagem principalmente resistência à tração e ao corte, enquanto a resistência às forças de compressão se deve à presença de proteoglicanos. Relativamente aos tipos de colagénio, o colagénio tipo I encontra-se em todas as zonas da cartilagem do côndilo mandibular. Os colagénios tipo II e X, normalmente encontrados na cartilagem hialina, são abundantes nas zonas maduras e hipertróficas. Quando a cartilagem é carregada por compressão, a pequena permeabilidade da rede de colagénio impede o fluxo de fluido intersticial através da rede de colagénio. Estas características contribuem para as propriedades viscoelásticas da cartilagem. Na cartilagem articular, o colagénio forma uma rede tridimensional, tendo assim impacto na forma, estabilidade, resistência à tração e resistência às forças de cisalhamento da cartilagem. [7]

Líquido sinovial

O líquido sinovial é um gel viscoso e contém maioritariamente água. Este líquido actua como um lubrificante nos compartimentos superior e inferior da ATM, bem como actua como um veículo para os nutrientes à medida que passa através das camadas superficiais do disco e das camadas da cartilagem articular.[7]

O ácido hialurónico (AH), 0,14-0,36% do líquido sinovial, é um dos principais componentes que determinam as propriedades reológicas do líquido sinovial, especialmente a viscosidade. A viscosidade sinovial depende tanto da concentração de AH como do seu peso molecular. No líquido sinovial, acredita-se geralmente que o AH com elevado peso molecular libertado pelas células sinoviais do tipo B é essencial para a lubrificação das articulações, reduzindo a fricção.[7]

A dipalmitoilfosfatidilcolina (DPPC), o componente ativo de superfície predominante, aumentou sinergicamente a capacidade de lubrificação quando misturada com HA. Além disso, os fosfolípidos activos de superfície (SAPL) são protegidos pela adesão ao AH de elevado peso molecular da fosfolipase A2 (PLA2), com a enzima de lise de SAPL segregada no líquido sinovial. Uma glicoproteína mucinosa denominada lubricina, também conhecida como PRG478 ou proteína da zona superficial da cartilagem articular (SZP), encontra-se no líquido sinovial. A lubrificina proporciona a lubrificação das superfícies articulares sob pressão de contacto elevada e velocidade de deslizamento bastante baixa. Uma vez que o lubrificante de limite precisa de ser adsorvido à superfície antes de exercer a sua capacidade, a lubrificina pode contribuir para a lubrificação de limite como um transportador solúvel em água de SAPLs. Os vários conteúdos do líquido sinovial contribuem para a lubrificação da articulação e mantêm a capacidade de lubrificação através de interacções sinérgicas. A sobrecarga e a subsequente deterioração destes lubrificantes podem causar uma elevada fricção nas articulações, resultando em doenças degenerativas · [7]

IRRIGAÇÃO SANGUÍNEA E INERVAÇÃO DA TMJ

Fornecimento arterial

As artérias que irrigam a ATM derivam principalmente da artéria temporal superficial e da artéria maxilar, que são os ramos terminais da artéria carótida externa. A principal artéria da articulação é o ramo articular da artéria temporal superficial. Além dessa artéria, a ATM é suprida pelo ramo faríngeo ascendente da artéria carótida externa; pelos ramos auricular profundo, timpânico anterior e temporal médio da artéria maxilar; e pelo ramo facial transverso da artéria temporal superficial.[8]

Fornecimento venoso

As veias da ATM têm o mesmo nome que as artérias. Uma estrutura venosa especial chamada plexo retroauricular auxilia a drenagem das veias. Além disso, os vasos linfáticos da ATM drenam para os nódulos parotídeos superficiais e profundos.[8]

Fornecimento de nervos

Ao considerar a inervação de qualquer articulação do corpo humano, a "lei de Hilton" é aceite como regra. A "lei de Hilton" é o princípio de que o nervo que inerva uma articulação também inerva os músculos que a movem e a pele que cobre a inserção articular desses músculos. Por conseguinte, a ATM é inervada principalmente pelo nervo auriculotemporal e pelo nervo masséter, que são os ramos do ramo mandibular do nervo trigémeo.[8]

A ATM é inervada principalmente pelo ramo articular do nervo auriculotemporal. O nervo auriculotemporal, seu ramo articular e o nervo masseterico inervam a cápsula articular lateral, dorsal e medialmente. Os nervos temporais profundos e os ramos articulares que se originam do nervo para o pterigóideo lateral inervam a cápsula articular a partir da parte anterior, enquanto os ramos do nervo facial inervam o ligamento temporomandibular. Os ramos articulares do gânglio ótico, encontrados logo abaixo do forame oval, são responsáveis pela inervação parassimpática da membrana sinovial e pela secreção do líquido sinovial.[8]

A cápsula articular, o ligamento temporomandibular e o tecido retrodiscal incluem mecanorreceptores (corpúsculos de Ruffini e corpúsculos de Pacini) e nociceptores (terminações nervosas livres) altamente sensíveis. Os corpúsculos de Ruffini e os corpúsculos de Pacini estão limitados à cápsula, e estes mecanorreceptores estão relacionados com a posição da mandíbula e a aceleração dos movimentos mandibulares durante os reflexos. Os órgãos tendinosos de Golgi estão confinados aos ligamentos e são responsáveis pela sensação de propriocepção da articulação. Os impulsos originados por todos estes receptores ajudam a controlar o equilíbrio dinâmico e estático, a postura e os movimentos da mandíbula.[8]

O ligamento temporomandibular e o tecido que envolve a articulação são muito bem inervados. Em indivíduos jovens, todo o disco tem inervação sensorial, enquanto em indivíduos mais velhos, apenas as partes que aderem à cápsula articular são inervadas. Esta é a principal causa da dor intensa que surge nas perturbações funcionais da ATM em indivíduos jovens.[8]

Relações da articulação temporomandibular

O trajeto da artéria maxilar e dos seus ramos proximais encontra-se imediatamente medial à cápsula articular. Esta parte da artéria maxilar é designada como a parte mandibular da artéria e tem quatro ramos: artéria auricular profunda, artéria timpânica anterior, artéria meníngea média e artéria alveolar inferior. O seu ramo mais importante é a artéria meníngea média, que se encontra na parte medial da articulação. A artéria massetérica, proveniente da segunda parte da artéria maxilar, passa através da incisura mandibular em frente do colo da mandíbula, abaixo da eminência articular.[8]

O nervo auriculotemporal e a corda do tímpano também se encontram medialmente à cápsula articular. Os ramos frontal e zigomático do nervo facial, que inervam os músculos da expressão facial na parte superior da face, o nervo auriculotemporal e os vasos temporais superficiais estão localizados lateralmente à cápsula articular e são importantes na cirurgia da ATM. A parte superior da fossa infratemporal, que inclui as duas cabeças do músculo pterigóideo lateral, é anteromedial ao côndilo mandibular. Na parte posterior, o côndilo está em estreita relação com a glândula parótida e o meato acústico externo. Entre estes dois encontra-se um tecido retrodiscal bem vascularizado.[8]

ANATOMIA APLICADA

Nervo facial

O tronco principal do nervo facial sai do crânio no forame estilomastóideo. A linha de sutura timpanomastoideia entre as porções timpânica e mastóidea do osso mastoide é um marco anatómico fiável, porque o tronco principal do nervo facial se encontra 6-8 mm inferior e anterior a esta sutura timpanomastoideia. Aproximadamente 1,3 cm do nervo facial é visível até que ele se divida em ramos temporofaciais e cervicofaciais. No artigo clássico de Al-Kayat e Bramley (1980), a distância do ponto mais baixo do conduto auditivo externo ósseo até a bifurcação foi de 1,5-2,8cm (média de 2,3cm), e a distância do tubérculo pós-glenoide até a bifurcação foi de 2,4-3,5cm (média de 3,0cm) (FIGURA 8). A medida mais variável foi o ponto em que o tronco superior cruza o arco zigomático. Essa medida variou de 8 a 35mm anterior à porção mais anterior do conduto auditivo externo ósseo (média de 2,0cm). Ao incisar a camada superficial da fáscia temporal e o periósteo sobre o arco dentro do limite de 8mm, os cirurgiões podem evitar danos aos ramos do tronco superior.[11]

O ramo temporal do nervo facial emerge da glândula parótida e atravessa o zigoma sob a fáscia temporoparietal para inervar o músculo frontal ("músculo corrugador") na testa. A paralisia pós-cirúrgica manifesta-se por uma incapacidade de levantar a sobrancelha e ptose da sobrancelha. A lesão do ramo zigomático resulta em paralisia temporária ou permanente do orbicularis oculi e pode exigir a colocação temporária de um penso no olho para evitar a dessecação e a abrasão da córnea.[11]

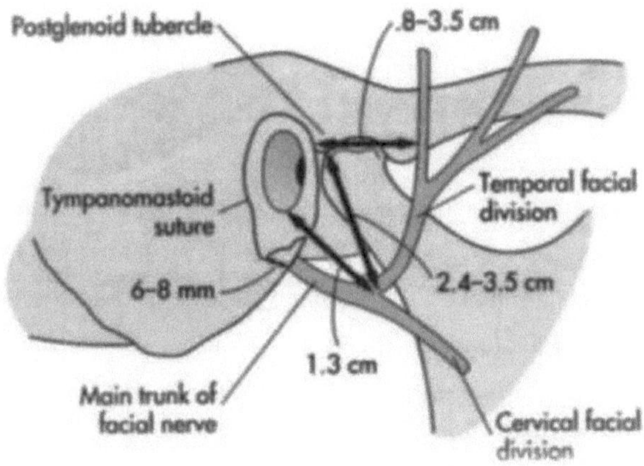

FIGURA 8; Relação anatómica e distância do nervo facial ao meato acústico externo em relação à ATM.[11]

Nervo trigémeo

O nervo auriculotemporal segue de uma direção medial para uma direção lateral atrás do colo do côndilo e fornece sensações à pele na região temporal e pré-auricular, ao meato externo anterior e à membrana timpânica. É inevitável a ocorrência de alguns danos durante as abordagens articulares normais, mas raramente constituem um problema. O nervo auriculotemporal fornece a maior parte da inervação à cápsula da própria articulação temporomandibular. A porção anterior da articulação também recebe inervação do nervo masseterico e do nervo temporal profundo posterior. A cartilagem articular na superfície do côndilo e da fossa glenoide e o próprio menisco avascular não têm inervação. O ramo alveolar inferior do nervo trigémeo entra no ramo mandibular na superfície medial e corre inferior e anteriormente até sair pelo forame mental. Este nervo inerva os dentes, a gengiva anterior e o lábio. A avaliação radiográfica do trajeto exato deste nervo através da mandíbula é necessária se os parafusos tiverem de ser colocados através do ramo, bem como para a substituição da articulação protésica.[11]

Anatomia vascular

A artéria carótida externa termina em dois ramos: a artéria temporal superficial e a artéria maxilar interna. A artéria e a veia temporais superficiais são rotineiramente ligadas durante as abordagens pré-auriculares, e a maxilar interna geralmente não é encontrada, a menos que seja realizada uma condilectomia. Se for efectuada uma condilectomia, deve ter-se muito cuidado para proteger as estruturas profundas dos tecidos moles com a ajuda dos afastadores de Dunn-Dautrey, uma vez que a artéria maxilar interna corre normalmente - aproximadamente 3 mm medialmente a partir da incisura midsigmoide. A artéria mais comummente lesada durante os procedimentos temporomandibulares é a artéria meníngea média. Pogrel, num estudo em cadáveres das estruturas mediais à articulação temporomandibular, verificou que a artéria meníngea média se encontra a uma média de 31 mm (variação de 21-43 mm) medialmente ao arco zigomático e a uma média de 2,4 mm (variação de -2 a 8 mm) anteriormente à altura da fossa glenoide.[11]

CAPÍTULO 5

BIOMECÂNICA DA ARTICULAÇÃO TEMPOROMANDIBULAR

A biomecânica da ATM compreende uma atividade de combinação complexa. Para manter um movimento perfeito, ambas as articulações de cada lado devem funcionar em conjunto. Durante a abertura da mandíbula até a distância interincisal ser de 20-25 mm, apenas ocorre movimento rotacional na cavidade articular inferior (articulação discomandibular) e durante a abertura da mandíbula com mais de 25 mm de distância interincisal, ocorre translação na cavidade articular superior (articulação discotemporal).[8]

Por conseguinte, a sua estrutura e função podem ser divididas em dois sistemas distintos:

1. **Complexo côndilo-disco inferior**; é constituído pelos tecidos que envolvem a cavidade sinovial inferior (ou seja, o côndilo e o disco articular). Como o disco está firmemente ligado ao côndilo pelos ligamentos discais lateral e medial, o único movimento fisiológico que pode ocorrer entre essas superfícies é a rotação do disco sobre a superfície articular do côndilo. O disco e a sua ligação ao côndilo são, por isso, designados por complexo côndilo-disco, responsável pelo movimento de rotação na ATM.[6]

2. **Complexo côndilo-disco superior**; refere-se ao complexo côndilo-disco que funciona contra a superfície da fossa mandibular. Uma vez que o disco não está firmemente ligado à fossa articular, é possível um movimento de deslizamento livre ou de translação entre a superfície superior do disco articular e a fossa mandibular na cavidade superior quando a mandíbula é deslocada para a frente.[6]

A estabilidade da articulação é mantida pela atividade constante dos músculos que puxam a articulação, principalmente os elevadores. Mesmo em estado de repouso, estes músculos estão num estado de contração ligeiro, denominado tónus. À medida que a atividade muscular aumenta, o côndilo é cada vez mais forçado contra o disco e o disco contra a fossa, resultando num aumento da pressão interarticular destas estruturas articulares. Na ausência de pressão interarticular, as superfícies articulares separam-se e a articulação desloca-se.[6]

A largura do espaço do disco articular varia com a pressão interarticular. Quando a pressão é baixa, como na posição de repouso, o espaço do disco alarga-se ligeiramente e quando a pressão é alta, como durante o cerrar dos dentes, o espaço do disco estreita-se. O contorno e o movimento do disco permitem o contacto constante das superfícies articulares da articulação, o que é necessário para a estabilidade da articulação. À medida que a pressão interarticular aumenta, o côndilo assenta na zona intermédia mais fina do disco. Quando a pressão diminui e o espaço discal se alarga, uma porção mais espessa do disco é rodada para preencher o espaço. Uma vez que as bandas anterior e posterior do disco são mais largas do que a zona intermédia, o disco pode ser rodado para a frente ou para trás para realizar esta tarefa. [6]

A direção da rotação do disco é determinada pelas estruturas ligadas aos bordos anterior e posterior do disco. O tecido retrodiscal está ligado ao bordo posterior do disco articular e é por vezes referido como a fixação posterior. A lâmina retrodiscal superior é composta por quantidades variáveis de tecido conjuntivo elástico. Uma vez que este tecido está um pouco dobrado sobre si próprio na posição de boca fechada, o côndilo pode deslocar-se facilmente para fora da fossa sem causar qualquer dano à lâmina retrodiscal superior. Quando a boca está fechada (posição de articulação fechada), a tração elástica sobre o disco é mínima ou nula. No entanto, durante a abertura mandibular, quando o côndilo é puxado para a frente pela eminência articular, a lâmina retrodiscal superior fica cada vez mais esticada, criando forças acrescidas para retrair o disco. Na posição totalmente avançada, a força de retração posterior do disco criada pela tensão da lâmina retrodiscal superior esticada é máxima. A pressão interarticular e a morfologia impedem que o disco seja demasiado retraído posteriormente. Por conseguinte, a mandíbula move-se para uma posição totalmente avançada e, durante o seu regresso, a força de retração da lâmina retrodiscal superior mantém o disco rodado tão posteriormente no côndilo quanto a largura do espaço do disco articular o permitir (FIGURA-9)·[6]

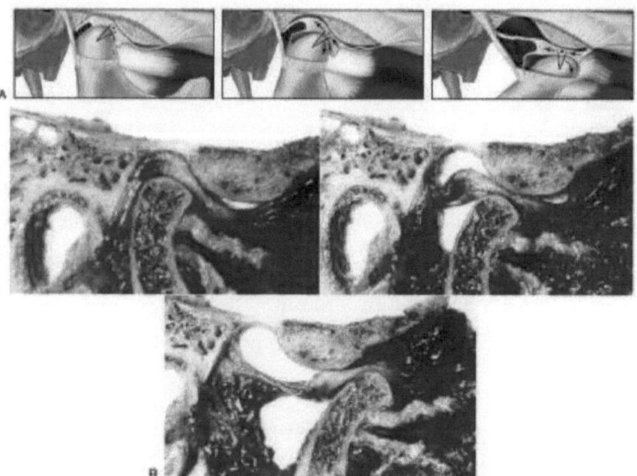

FIGURA 9; (A). Movimento normal do côndilo e do disco durante a abertura da boca. À medida que o côndilo se move para fora da fossa, o disco gira posteriormente sobre o côndilo. O movimento de rotação ocorre predominantemente no espaço articular inferior, enquanto a translação ocorre predominantemente no espaço articular superior. (B). Os mesmos movimentos na amostra de cadáver [6]

Ligado à borda anterior do disco articular está o músculo pterigóideo lateral superior. Quando este músculo está ativo, as fibras que estão ligadas ao disco puxam anterior e medialmente. O pterigóideo lateral superior é considerado um protractor do disco, mas este músculo também está ligado ao colo do côndilo. Esta dupla fixação não permite que o músculo puxe o disco através do espaço discal. Quando o pterigóideo lateral inferior

O pterigóideo lateral superior está a protrair o côndilo para a frente, o pterigóideo lateral superior está inativo e, portanto, não traz o disco para a frente com o côndilo. O pterigóideo lateral superior é ativado apenas em conjunto com a atividade dos músculos elevadores durante o encerramento mandibular ou um golpe de força. [6]

O ligamento capsular anterior fixa o disco à margem anterior da superfície articular do côndilo e a lâmina retrodiscal inferior fixa o bordo posterior do disco à margem posterior da superfície articular do côndilo. Estes dois ligamentos são compostos por fibras colagénicas e não se esticam, mas não são os principais responsáveis pelo movimento do disco com o côndilo, uma vez que os ligamentos não participam ativamente na função normal da articulação (apenas restringem passivamente os movimentos extremos da borda). [6]

O mecanismo pelo qual o disco é mantido com o côndilo em translação depende da morfologia do disco e da pressão interarticular.(FIGURA-10) Na presença de um disco articular de forma normal, a superfície de articulação do côndilo assenta na zona intermédia, entre as duas porções mais espessas. À medida que a pressão interarticular é aumentada, o espaço discal estreita-se, o que faz com que o côndilo assente mais positivamente na zona intermédia. Durante a translação, a combinação da morfologia do disco e da pressão interarticular mantém o côndilo na zona intermédia e o disco é forçado a transladar para a frente com o côndilo. A morfologia do disco é, portanto, extremamente importante para manter a posição correcta durante a função. A morfologia correcta e a pressão interarticular resultam numa importante caraterística de auto-posicionamento do disco. Só quando a morfologia do disco é muito alterada é que a ligação ligamentar do disco afecta a função da articulação. Quando isto acontece, a biomecânica da articulação é alterada e começam os sinais de disfunção.[6]

Tal como a maioria dos músculos, o pterigóideo lateral superior é constantemente mantido num estado ligeiro de contração ou tónus, que exerce uma ligeira força anterior e medial sobre o disco. Na posição de repouso da articulação fechada, esta força anterior e medial normalmente excede a força de retração elástica posterior fornecida pela lâmina retrodiscal superior não esticada. Por conseguinte, na posição de repouso da articulação fechada, quando a pressão interarticular é baixa e o espaço discal é alargado, o disco ocupará a posição de rotação mais anterior no côndilo permitida pela largura do espaço. Por outras palavras, em repouso com a boca fechada, o côndilo será posicionado em contacto com as zonas intermédia e posterior do disco.[6]

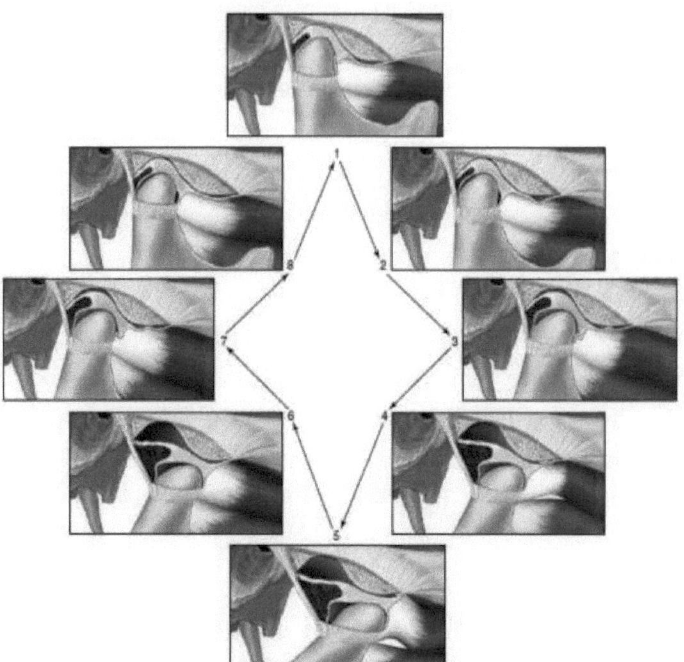

FIGURA 10; Movimento funcional normal do côndilo e do disco durante toda a amplitude de abertura e fechamento. O disco é rodado posteriormente no côndilo à medida que o côndilo é transladado para fora da fossa. O movimento de fecho é exatamente o oposto da abertura.(6)

Essa relação discal é mantida durante pequenos movimentos passivos de rotação e translação da mandíbula. Assim que o côndilo é movido para a frente o suficiente para fazer com que a força de retração da lâmina retrodiscal superior seja maior do que a força do tónus muscular do pterigoide lateral superior, o disco é rodado posteriormente até ao limite permitido pela largura do espaço do disco articular. Quando o côndilo é devolvido à posição de repouso da articulação fechada, mais uma vez o tónus do pterigoide lateral superior torna-se a força predominante e o disco é reposicionado para a frente até onde o espaço discal o permitir[6]

A importância funcional do músculo pterigóideo lateral superior torna-se óbvia quando se observam os efeitos do golpe de força durante a mastigação unilateral. Quando alguém morde uma substância dura de um lado, as ATMs não são carregadas igualmente. Isso ocorre porque a força de fechamento não é aplicada à articulação, mas sim ao alimento. A mandíbula é fulminada em torno do alimento duro, causando um aumento da pressão interarticular na articulação contralateral e uma diminuição súbita da pressão interarticular na articulação ipsilateral (do mesmo lado). Isto pode levar à separação das superfícies articulares, resultando na deslocação da articulação ipsilateral. Para evitar esta deslocação, o pterigoide lateral superior torna-se ativo durante o golpe de força, rodando o disco para a frente no côndilo, de modo a que o bordo posterior mais espesso do disco mantenha o contacto articular. [6]

Por conseguinte, a estabilidade da articulação é mantida durante o movimento de força da mastigação. À medida que os dentes atravessam o alimento e se aproximam da intercuspidação, a pressão interarticular aumenta. À medida que a pressão interarticular aumenta na articulação, o espaço discal diminui e o disco é rodado mecanicamente para trás, de modo a que a zona intermédia mais fina preencha o espaço. Quando a força de fechamento é interrompida, a posição fechada da articulação em repouso é novamente assumida. A compreensão desses conceitos básicos da função da ATM é essencial para o entendimento da disfunção articular. A função biomecânica normal da ATM deve seguir os princípios ortopédicos que acabamos de apresentar.[6]

CAPACIDADE DE CARGA

Como uma das articulações mais sobrecarregadas do corpo, a ATM tem uma morfologia única de suporte de carga, ou seja, três camadas subarticulares de fibrocartilagem que absorvem e dissipam tanto o pico (impacto) como as cargas sustentadas. O efeito de amortecimento da fibrocartilagem é evidenciado pela taxa de remodelação relativamente baixa do osso trabecular no côndilo mandibular. Além disso, a camada de fibrocartilagem pode aumentar de espessura para dissipar uma sobrecarga moderada. A articulação está bem desenhada para resistir a uma vasta gama de desafios funcionais, mas é suscetível de degeneração quando exposta a uma parafunção sustentada, particularmente ao apertamento crónico. No entanto, mesmo uma ATM degenerada mantém o potencial inerente de crescimento e cicatrização do periósteo. Se a etiologia patológica for controlada, uma ATM degenerada mantém o periósteo viável, tal como evidenciado pela resposta à distração mecânica que pode aumentar o comprimento de um côndilo degenerado.[13]

A carga na ATM pode estimular a remodelação, resultando num aumento da síntese de matrizes extracelulares (Stegenga et al., 1989). A remodelação é uma resposta biológica essencial às exigências funcionais normais, garantindo a homeostase da forma da articulação e das relações funcionais e oclusais. Mesmo que o stress sobre a ATM esteja dentro dos limites normais, podem ocorrer alterações degenerativas quando existe uma diminuição da capacidade de adaptação das estruturas articulares da articulação. Isto pode estar associado a condições gerais, como o avanço da idade, bem como a doenças sistémicas e factores hormonais. [14]

Em condições normais, a articulação é geralmente carregada corretamente em cada indivíduo, mas isto pode ser alterado por condições físicas e/ou mentais e pelo envelhecimento. Clinicamente, foi estabelecido que, se uma pessoa for adulta, a condição de subcarga é mais favorável para a reabilitação do que a sobrecarga. Nos distúrbios da ATM, é necessário reposicionar a mandíbula numa posição em que a carga da ATM seja reduzida. No entanto, não é possível fundamentar a quantidade de redução necessária. No processo de aproximação da capacidade de carga saudável ou reduzida da cartilagem e do osso da ATM, podem ser utilizadas a TC e a RM. No entanto, estas são aplicáveis apenas para avaliar a densidade e o grau de mineralização do osso e da cartilagem. A tradução destes parâmetros para uma capacidade de carga não pode ser efectuada adequadamente sem modelação e medições biomecânicas. A compreensão do ambiente biomecânico na ATM é essencial para a integração bem sucedida de soluções de gestão para as perturbações da ATM. [14]

PROPRIEDADES BIOMECÂNICAS DO DISCO TEMPOROMANDIBULAR E DA CARTILAGEM

Os movimentos mandibulares induzem várias cargas na ATM, que se dividem em cargas estáticas e dinâmicas. Por exemplo, o cerramento, o ranger e o bruxismo resultam em carga estática; a fala e a mastigação incluem carga dinâmica. É geralmente aceite que a carga dinâmica está sujeita a um efeito anabólico nos componentes da articulação, enquanto a carga estática está sujeita a um efeito catabólico. Para além disso, existem três tipos de carga: compressão, tensão e cisalhamento. Durante os movimentos mandibulares, estes tipos de carga actuam em conjunto nas superfícies articulares. Com a carga articular, as cartilagens condilar e temporal e o disco da ATM sofrem deformações, que dependem das suas propriedades biomecânicas. Os comportamentos elásticos do disco e da cartilagem da ATM foram investigados e concluiu-se que os módulos de tração dependem principalmente da quantidade e da orientação das fibras de colagénio.

Além disso, as fibras de elastina no disco da ATM podem interagir com as fibras de colagénio, o que resulta numa resistência suficiente à tensão. Os módulos de compressão dependem principalmente da densidade dos proteoglicanos, especialmente do sulfato de condroitina de grandes dimensões. A exploração dos comportamentos de cisalhamento nas articulações sinoviais é de grande importância, porque a carga de cisalhamento está associada à fadiga, aos danos e à degeneração da cartilagem. O módulo de cisalhamento do disco da ATM é inferior aos seus módulos de tração e compressão, mas aumenta com a idade, levando a danos secundários nos tecidos. [15]

A média do módulo de elasticidade do disco da ATM é de 25-30 MPa, enquanto o módulo de elasticidade da cartilagem do côndilo mandibular é de 5-12 MPa. Um estudo recente indica que tanto o disco da ATM como a cartilagem do côndilo mandibular apresentam valores de magnitude e comportamento semelhantes sob compressão não confinada. Em comparação com os módulos elásticos dos outros tecidos, o valor médio do disco da ATM era quase semelhante ao do disco intervertebral e do menisco do joelho, sendo inferior ao do tendão e do ligamento e superior ao da cartilagem articular. [15]

O disco da ATM e a cartilagem do côndilo mandibular apresentam um comportamento viscoelástico durante vários movimentos e, através deste comportamento, desempenham papéis essenciais como absorvedores de tensão e protectores dos tecidos circundantes. As propriedades dinâmicas do disco da ATM e da cartilagem articular aumentam geralmente com o aumento da frequência de carga e da tensão. Por exemplo, durante a compressão dinâmica do disco da ATM, a tensão máxima e a dissipação de energia resultante tornam-se maiores com o aumento da amplitude e da frequência da indentação. Do mesmo modo, os módulos dinâmicos de cisalhamento e compressão da cartilagem condilar mandibular aumentaram de forma não linear com o aumento da frequência, independentemente da amplitude da deformação.[15]

Além disso, os comportamentos de cisalhamento dinâmico do disco da ATM e da cartilagem condilar são anisotrópicos. Sob o cisalhamento dinâmico na direção ântero-posterior, foi encontrado um módulo de armazenamento (G') de cerca de 1,0-1,5 MPa e um módulo de perda (G") de cerca de 0,2-0,3 MPa no disco da ATM, enquanto um módulo de armazenamento de 1,5-2,0 MPa e um módulo de perda de 0,4-0,5 MPa foram encontrados na cartilagem condilar mandibular. O módulo de cisalhamento dinâmico era aproximadamente 3-5 vezes menor na direção medio-lateral do que na direção antero-posterior, o que significa que o disco da ATM e a cartilagem do côndilo mandibular apresentavam fraqueza no cisalhamento mesio-lateral em comparação com o cisalhamento antero-posterior. [15]

A cartilagem condilar mandibular e o disco da ATM contribuem para a redução e distribuição do stress nos componentes da ATM, para o movimento mandibular e para a dissipação de energia nos tecidos articulares. Sem a dissipação de energia devido ao disco, os componentes da ATM, incluindo o côndilo mandibular e a cartilagem articular, podem falhar, levando à osteoartrite da ATM (OA). [15]

PELÍCULA DE FLUIDO E LUBRIFICAÇÃO DE CONTORNO

O sistema de lubrificação nas articulações sinoviais pode ser dividido em lubrificação por película de fluido e lubrificação de contorno. Esta última depende principalmente dos componentes articulares, como o disco da ATM e as cartilagens articulares, e a primeira depende de um líquido sinovial. A lubrificação de fronteira surge quando se separam as superfícies de apoio com um espaço de nível nanométrico. Ocorre quando cada superfície de suporte de carga é coberta por uma fina camada de cartilagem que forma uma camada de fosfolípidos activos de superfície (SAPLs). Os SAPLs são lípidos polares e as suas extremidades polares ligam-se à superfície articular. Numa articulação saudável, a ligação de hidrogénio entre as moléculas de SAPL proporciona uma condensação altamente eficiente. A lubrificação por película de fluido envolve um fluido sinovial através do qual as superfícies articulares são separadas. O fluido pressurizado pode contribuir para o suporte da carga normal com pouca ou mínima resistência à força de cisalhamento, facilitando um coeficiente de atrito muito baixo. Além disso, imediatamente após a aplicação da carga, ocorre a lubrificação por película de fluido, com a pressurização, o movimento e a deformação a actuarem para conduzir o lubrificante viscoso através do espaço entre as superfícies articulares. Tipicamente, as superfícies lubrificadas por uma película de fluido têm um coeficiente de atrito mais baixo do que as superfícies lubrificadas por limites. [15] **MOVIMENTOS MANDIBULARES**

A mandíbula é uma caraterística facial proeminente com forte influência no património genético humano, pois é essencial para a sobrevivência e propagação através da mastigação, comunicação e sucesso no acasalamento de rotina. Por outro lado, anomalias, traumas e degeneração da ATM podem ser prejudiciais à sobrevivência e à propagação, comprometendo a permeabilidade das vias aéreas, a mastigação, a fala e a estética dentofacial. Danos significativos às superfícies articulares da maioria das articulações esqueléticas são debilitantes, pois a cartilagem hialina tem um potencial de cicatrização e regeneração muito baixo. No entanto, a formação da ATM é uma progressão única do desenvolvimento craniomandibular que evolui em condições de carga dinâmica. À medida que a mandíbula se abre e fecha *no útero*, a ATM evolui como uma articulação esquelética secundária com dois compartimentos articulares. A morfologia única desta articulação ginglymoarthrodial [dobradiça (ginglymo) e deslizamento (arthrodial)] permite uma vasta gama de movimentos simétricos e assimétricos que reflectem as acções diferenciais de dobradiça e translação de cada côndilo mandibular. Nenhuma outra articulação saudável tem este notável grau de mobilidade ou amplitude de movimento. [13]

O movimento mandibular ocorre como uma série complexa de actividades de rotação e translação tridimensionais inter-relacionadas. É determinado pelas actividades combinadas e simultâneas de ambas as articulações temporomandibulares (ATMs). Embora as ATMs não possam funcionar de forma totalmente independente uma da outra, também raramente funcionam com movimentos simultâneos idênticos. Os tipos de movimento que ocorrem são descritos primeiro, e depois os movimentos tridimensionais da articulação são divididos em movimentos dentro de um único plano. [16] Dois tipos de movimento ocorrem na ATM:

Movimento de rotação

No sistema mastigatório, a rotação ocorre quando a boca abre e fecha em torno de um ponto fixo ou eixo dentro dos côndilos. Assim, os dentes podem ser separados e depois ocluídos sem que haja mudança de posição dos côndilos. Na ATM, a rotação ocorre como um movimento dentro da cavidade inferior da articulação. É, portanto, um movimento entre a superfície superior do côndilo e a superfície inferior do disco articular. O movimento rotacional da mandíbula pode ocorrer em todos os três planos de referência: horizontal, frontal (vertical) e sagital. Em cada plano, ele ocorre em torno de um ponto, chamado de eixo. [16]

Eixo horizontal de rotação

O movimento mandibular em torno do eixo horizontal é um movimento de abertura e fecho. É referido como um movimento de dobradiça, e o eixo horizontal em torno do qual ocorre é, portanto, referido como o eixo da dobradiça. O movimento de dobradiça é provavelmente o único exemplo de atividade mandibular em que ocorre um movimento rotacional "puro" (FIGURA-11). Em todos os outros movimentos, a rotação em torno do eixo é acompanhada pela translação do eixo. Quando os côndilos estão em sua posição mais superior nas fossas articulares e a boca está puramente rotacionada aberta, o eixo em torno do qual ocorre o movimento é chamado de eixo da dobradiça terminal. O movimento de rotação em torno da charneira terminal pode ser facilmente demonstrado, mas raramente ocorre durante a função normal.[16]

Eixo de rotação frontal (vertical)

O movimento mandibular em torno do eixo frontal ocorre quando um côndilo se move anteriormente para fora da posição de dobradiça terminal, com o eixo vertical do côndilo oposto permanecendo na posição de dobradiça terminal (FIGURA-11). Devido à inclinação da eminência articular, que determina que o eixo frontal se incline à medida que o côndilo em movimento ou em órbita se desloca anteriormente, este tipo de movimento isolado não ocorre naturalmente.[16] **Eixo de rotação sagital**

O movimento mandibular em torno do eixo sagital ocorre quando um côndilo se desloca inferiormente enquanto o outro permanece na posição de dobradiça terminal. Como os ligamentos e a musculatura da ATM impedem um deslocamento inferior do côndilo (luxação), esse tipo de movimento isolado não ocorre naturalmente. No entanto, ocorre em conjunto com outros movimentos, quando o côndilo orbitário se move para baixo e para frente através da eminência articular (FIGURA-11).[16]

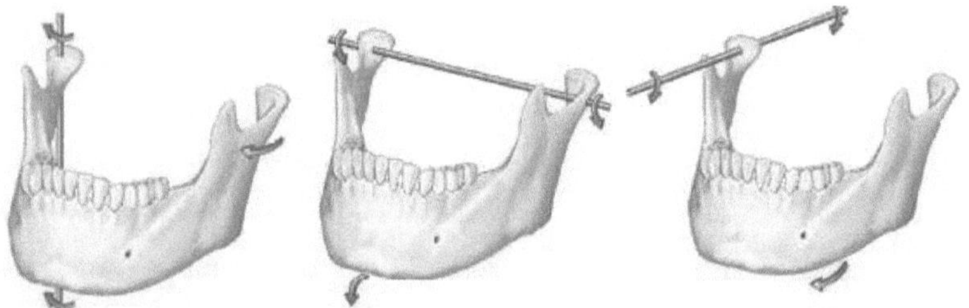

FIGURA 11; Movimento de rotação em torno do eixo frontal (vertical), eixo horizontal e eixo sagital, respetivamente^)[16]

Movimento de translação

No sistema mastigatório, ocorre quando a mandíbula se move
para a frente, como numa protrusão. Os dentes, os côndilos e os ramos movem-
se todos na mesma direção e no mesmo grau. A translação ocorre na cavidade
superior da articulação, entre a superfície superior do disco articular e a
superfície inferior da fossa articular (ou seja, entre o complexo disco-côndilo e a
fossa articular). Durante a maioria dos movimentos normais da mandíbula, tanto
a rotação como a translação ocorrem simultaneamente; ou seja, enquanto a
mandíbula
está a rodar em torno de um ou mais eixos, cada um dos eixos está a ser
transladado (mudando a sua orientação no espaço). [16]

Movimentos de fronteira de um único plano

O movimento mandibular é limitado pelos ligamentos e pelas superfícies
articulares das ATMs, bem como pela morfologia e alinhamento dos dentes.
Quando a mandíbula se move através da amplitude externa de movimento,
resultam limites reproduzíveis e descritíveis, que são chamados de movimentos
de borda. O limite e os movimentos funcionais típicos da mandíbula para cada
plano de referência:[16]

1. Limite do plano sagital e movimentos funcionais

O movimento mandibular visto no plano sagital pode ser visto como tendo quatro
componentes de movimento distintos; (FIGURA-12)

(1) Limite posterior da abertura

(2) Limite de abertura anterior

(3) Rebordo de contacto superior

(4) Funcional.

A amplitude dos movimentos do bordo de abertura posterior e anterior é
determinada, ou limitada, principalmente pelos ligamentos e pela morfologia da
ATM. Os movimentos do bordo de contacto superior são determinados pelas
superfícies oclusais e incisais dos dentes. Os movimentos funcionais não são
considerados movimentos de limite, uma vez que não são determinados por uma
amplitude de movimento exterior. Eles são determinados pelas respostas
condicionais do sistema neuromuscular.[16]

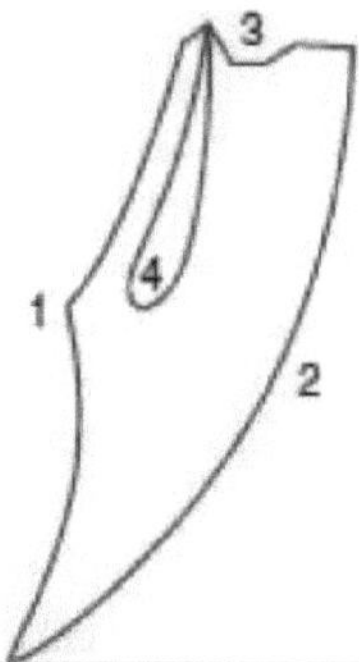

FIGURA 12; Movimentos de borda e funcionais no plano sagital. 1, limite de abertura posterior; 2, limite de abertura anterior; 3, limite de contacto superior; 4, movimento funcional típico [16]

Movimentos da borda de abertura posterior

Os movimentos da borda posterior de abertura no plano sagital ocorrem como movimentos de articulação em dois estágios. Na primeira fase, os côndilos são estabilizados nas suas posições mais superiores nas fossas articulares (ou seja, a posição de articulação terminal). A posição condilar mais superior a partir da qual pode ocorrer um movimento do eixo da dobradiça é a posição de relação cêntrica (RC). A mandíbula pode ser abaixada (abertura da boca) num movimento de rotação pura sem translação dos côndilos. Um movimento de dobradiça (rotação pura) pode ser gerado a partir de qualquer posição mandibular anterior à RC; para que isso ocorra, no entanto, os côndilos devem ser estabilizados para que a translação do eixo horizontal não ocorra. Como essa estabilização é difícil de ser estabelecida, os movimentos da borda de abertura posterior que utilizam o eixo da dobradiça terminal são os únicos movimentos repetíveis do eixo da dobradiça da mandíbula. No RC, a mandíbula pode ser girada em torno do eixo horizontal a uma distância de apenas 20 a 25 mm, medida entre as bordas incisais dos incisivos maxilares e mandibulares. Neste ponto de abertura, os ligamentos da MT contraem-se, após o que a abertura contínua resulta numa translação anterior e inferior dos côndilos. [16]

Com a translação dos côndilos, o eixo de rotação da mandíbula desloca-se para os corpos dos ramos, resultando na segunda fase do movimento do bordo de abertura posterior. A localização exacta do eixo de rotação nos ramos é provavelmente a área de fixação dos ligamentos esfenomandibulares. Durante esta fase, em que a mandíbula gira em torno de um eixo horizontal que passa pelos ramos, os côndilos movem-se anterior e inferiormente e a porção anterior da mandíbula move-se posterior e inferiormente. A abertura máxima é atingida quando os ligamentos capsulares impedem a continuação do movimento nos côndilos. A abertura máxima situa-se entre 40 e 60 mm quando medida entre os bordos incisais dos dentes maxilares e mandibulares. [16]

Movimentos da borda de abertura anterior

Com a mandíbula maximamente aberta, o fechamento acompanhado pela contração dos pterigóides laterais inferiores (que mantêm os côndilos posicionados anteriormente) gerará o movimento da borda anterior de fechamento. Se os côndilos estiverem estabilizados nesta posição anterior, pode ocorrer um movimento de dobradiça pura à medida que a mandíbula se fecha da posição de máxima abertura para a posição de máxima protrusão. Uma vez que a posição protrusiva máxima é determinada em parte pelos ligamentos estilomandibulares, à medida que o fecho ocorre, o aperto dos ligamentos produz um movimento posterior dos côndilos. A posição condilar é mais anterior na posição maximamente aberta, mas não na posição maximamente protrusa. O movimento posterior do côndilo da posição maximamente aberta para a posição maximamente protruída produz excentricidade no movimento da borda anterior. Por conseguinte, não se trata de um movimento de articulação puro.[16]

Movimentos de fronteira de contacto superior

Enquanto os movimentos do bordo anteriormente discutidos são limitados pelos ligamentos, o movimento do bordo de contacto superior é determinado pelas características das superfícies de oclusão dos dentes. Ao longo de todo este movimento, o contacto dentário está presente. A sua delimitação precisa depende de

(5) a quantidade de variação entre a RC e a intercuspidação máxima

(6) a inclinação das cúspides dos dentes posteriores

(7) a quantidade de sobreposição vertical e horizontal dos dentes anteriores

(8) a morfologia lingual dos dentes anteriores superiores

(9) as relações interarcos gerais dos dentes.

Como esse movimento de borda é determinado exclusivamente pelo dente, mudanças nos dentes resultarão em mudanças na natureza do movimento de borda. Na posição CR, os contactos dentários encontram-se normalmente em um ou mais pares opostos de dentes posteriores. O contacto dentário inicial no fecho da charneira terminal, relação cêntrica (RC), ocorre entre as inclinações mesiais de um dente maxilar e as inclinações distais de um dente mandibular. Se for aplicada uma força muscular na mandíbula, ocorrerá um movimento ou deslocamento superoanterior até que a posição intercuspídea (PIC) seja alcançada. Além disso, esse deslizamento da RC para a máxima intercuspidação pode ter um componente lateral. O deslizamento da RC para a PIC está presente em aproximadamente 90% da população, e a distância média é de 1 a 1,25 mm. [17]

Movimentos funcionais

Os movimentos funcionais ocorrem durante a atividade funcional da mandíbula. Geralmente ocorrem dentro dos movimentos da borda e, portanto, são considerados movimentos livres. A maioria das actividades funcionais requer uma intercuspidação máxima e, por conseguinte, começa normalmente na PIC e abaixo dela. Quando a mandíbula está em repouso, ela se encontra aproximadamente 2 a 4 mm abaixo da PIC. Essa posição é chamada de posição de repouso clínico. Neste ponto, a força da gravidade que puxa a mandíbula para baixo está em equilíbrio com a elasticidade e a resistência ao estiramento dos músculos elevadores e outros tecidos moles que suportam a mandíbula (tónus viscoelástico). Nela, a pressão interarticular da articulação torna-se muito baixa e a deslocação aproxima-se, mas nunca é alcançada (tonicidade). Uma vez que a função não pode ocorrer prontamente a partir desta posição, é ativado o reflexo miotático, que contraria as forças da gravidade e mantém a mandíbula na posição mais funcional 2 a 4 mm abaixo da PIC. Nesta posição, os dentes podem ser rápida e eficazmente unidos para uma função imediata. O aumento dos níveis de atividade muscular electromiográfica nesta posição é indicativo do reflexo miotático. Uma vez que esta não é uma verdadeira posição de repouso, a posição em que a mandíbula é mantida é mais apropriadamente denominada posição postural.[16]

Efeitos posturais no movimento funcional.

Quando a cabeça está posicionada de forma erecta e vertical, a posição postural da mandíbula está localizada 2 a 4 mm abaixo da posição intercuspídea (PIC). Se os músculos elevadores se contraírem, a mandíbula será elevada diretamente para a PIC. No entanto, se a face for direccionada aproximadamente 45 graus para cima, a posição postural da mandíbula será alterada para uma posição ligeiramente retruída. [18]

Esta alteração está relacionada com o estiramento e alongamento dos vários tecidos que estão ligados e suportam a mandíbula. Se os músculos elevadores se contraírem com a cabeça nesta posição, a trajetória de fecho será ligeiramente posterior à trajetória de fecho na posição vertical. O contacto com o dente ocorrerá, portanto, posteriormente ao ICP. Como essa posição dentária é geralmente instável, ocorre um deslizamento, deslocando a mandíbula para a máxima intercuspidação. Tem sido afirmado que a posição normal da cabeça durante a alimentação é com a face direccionada 30 graus para baixo. Esta é referida como a posição de alerta para a alimentação. Nesta posição, a mandíbula desloca-se ligeiramente para a frente em relação à posição postural vertical. Se os músculos elevadores se contraírem com a cabeça nesta posição, a trajetória de fecho será ligeiramente anterior à da posição vertical. Os contactos dentários ocorrerão, portanto, antes da PIC máxima. Esta alteração no fechamento leva a fortes contactos dentários anteriores. A posição de alerta para alimentação pode ser significativa na consideração das relações funcionais dos dentes.[16]

Uma extensão de cabeça de 45 graus também é uma posição significativa, pois esta é frequentemente a postura de cabeça assumida durante o ato de beber. Nesta postura, a mandíbula é mantida mais posterior à máxima intercuspidação e, por conseguinte, o encerramento com a cabeça para trás resulta frequentemente em contactos dentários posteriores à PIC.[16]

2. Fronteira do plano horizontal e movimentos funcionais

Quando os movimentos mandibulares são vistos no plano horizontal, um padrão em forma de losango pode ser visto, com quatro componentes de movimento distintos mais um componente funcional (FIGURA-13):

1. Borda lateral esquerda
2. Margem lateral esquerda contínua com protrusão
3. Borda lateral direita
4. Continuação do bordo lateral direito com protrusão.

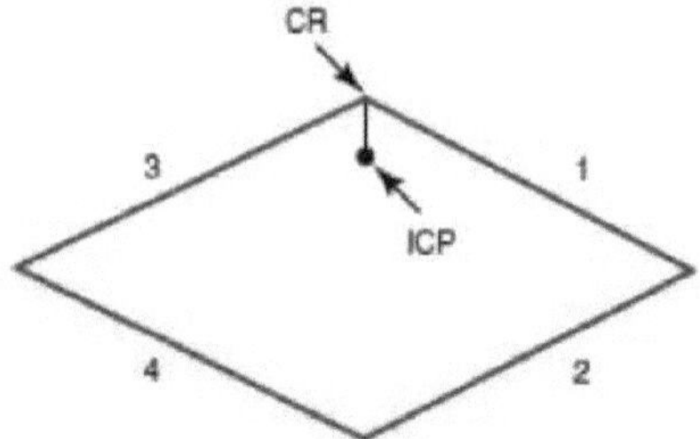

FIGURA 13; Movimentos da borda mandibular no plano horizontal. 1, lateral esquerda; 2, continuação da lateral esquerda com protrusão; 3, lateral direita; 4, continuação da lateral direita com protrusão. Relação cêntrica (RC); posição intercuspídea (PIC) [16]

Movimentos do bordo lateral esquerdo

Com os côndilos na posição CR, a contração do pterigoide lateral inferior direito fará com que o côndilo direito se mova anterior e medialmente (também inferiormente). Se o pterigoide lateral inferior esquerdo permanecer relaxado, o côndilo esquerdo permanecerá situado em RC e o resultado será um movimento da borda lateral esquerda (ou seja, o côndilo direito orbitando em torno do eixo frontal do côndilo esquerdo). O côndilo esquerdo é, portanto, chamado de côndilo rotativo, uma vez que a mandíbula está a girar em torno dele. O côndilo direito é chamado de côndilo orbitante, pois está a orbitar em torno do côndilo rotativo. O côndilo esquerdo é também designado por côndilo de trabalho, uma vez que se encontra no lado de trabalho. Da mesma forma, o côndilo direito é chamado de côndilo de não trabalho, pois está localizado no lado de não trabalho. Durante este movimento, a caneta gera uma linha na placa de registo que coincide com o movimento da margem esquerda.[16]

Continuação dos movimentos da margem lateral esquerda com protrusão

Com a mandíbula na posição de borda lateral esquerda, a contração do músculo pterigoide lateral inferior esquerdo, juntamente com a contração contínua do músculo pterigoide lateral inferior direito, fará com que o côndilo esquerdo se mova anteriormente e para a direita. Uma vez que o côndilo direito já se encontra na sua posição anterior máxima, o movimento do côndilo esquerdo para a sua posição anterior máxima provocará um deslocamento da linha média mandibular para trás, de modo a coincidir com a linha média da face.[16]

Movimentos do bordo lateral direito

Uma vez registados os movimentos do bordo esquerdo no traçado, a mandíbula é colocada de novo em RC e são registados os movimentos do bordo lateral direito. A contração do músculo pterigóideo lateral inferior esquerdo fará com que o côndilo esquerdo se desloque anterior e medialmente (também inferiormente). Se o músculo pterigóideo lateral inferior direito permanecer relaxado, o côndilo direito permanecerá situado na posição de RC. O movimento mandibular resultante será a borda lateral direita (por exemplo, o côndilo esquerdo orbitando em torno do eixo frontal do côndilo direito). O côndilo direito neste movimento é, portanto, chamado de côndilo rotativo, uma vez que a mandíbula está a rodar em torno dele. O côndilo esquerdo durante este movimento chama-se côndilo em órbita porque está a orbitar à volta do côndilo rotativo. Durante este movimento, a caneta gerará uma linha na placa de registo que coincide com o movimento do bordo lateral direito.[16]

Movimentos contínuos do bordo lateral direito com protrusão

Com a mandíbula na posição de borda lateral direita, a contração do músculo pterigoide lateral inferior direito, juntamente com a contração contínua do pterigoide lateral inferior esquerdo, fará com que o côndilo direito se mova anteriormente e para a esquerda. Uma vez que o côndilo esquerdo já se encontra na sua posição anterior máxima, o movimento do côndilo direito para a sua posição anterior máxima irá causar um deslocamento para trás na linha média mandibular para coincidir com a linha média da face. Isto completa o movimento do bordo mandibular no plano horizontal Os movimentos laterais podem ser gerados por diferentes níveis de abertura mandibular. Os movimentos da borda gerados com cada grau crescente de abertura resultarão em traçados sucessivamente menores até que, na posição de abertura máxima, pouco ou nenhum movimento lateral pode ser$_{made}$.(16)

Movimentos funcionais

Tal como no plano sagital, os movimentos funcionais no plano horizontal ocorrem mais frequentemente perto do PIC. Durante a mastigação, a amplitude do movimento da mandíbula começa a alguma distância do PIC máximo; mas à medida que o alimento é dividido em partículas mais pequenas, a ação da mandíbula aproxima-se cada vez mais do PIC. A posição exacta da mandíbula durante a mastigação é ditada pela configuração oclusal existente.[16]

1. Fronteira frontal (vertical) e movimentos funcionais

Quando o movimento mandibular é visto no plano frontal, pode ser visto um padrão em forma de escudo que tem quatro componentes de movimento distintos juntamente com o componente funcional (FIGURA-14):

1. Borda superior lateral esquerda
2. Limite da abertura lateral esquerda
3. Borda superior lateral direita
4. Limite de abertura lateral direito. [16]

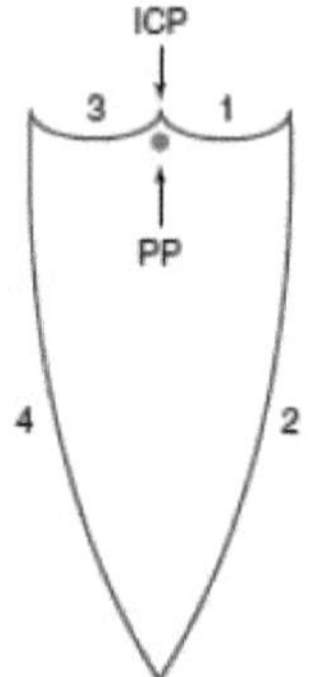

FIGURA 14; Movimentos da borda mandibular no plano frontal. 1, lateral superior esquerda; 2, abertura lateral esquerda; 3, lateral superior direita; 4, abertura lateral direita; posição interescapular (ICP); posição postural (PP). [16]

Movimentos do bordo superior lateral esquerdo

Com a mandíbula em máxima intercuspidação, é efectuado um movimento lateral para a esquerda. Um dispositivo de registo revelará a criação de uma trajetória inferiormente côncava. A natureza exacta desta trajetória é determinada principalmente pela morfologia e pelas relações interarcos dos dentes maxilares e mandibulares que estão em contacto durante este movimento. De influência secundária são as relações côndilo-disco-fossa e a morfologia da ATM do lado de trabalho ou de rotação. A extensão lateral máxima deste movimento é determinada pelos ligamentos da articulação rotativa[16]

Movimentos do bordo de abertura lateral esquerdo

A partir da posição máxima do bordo superior lateral esquerdo, um movimento de abertura da mandíbula produz um trajeto convexo lateral. À medida que se aproxima a abertura máxima, os ligamentos contraem-se e produzem um movimento dirigido medialmente que provoca um desvio para trás na

a linha média mandibular para coincidir com a linha média da face[16]

Movimentos do bordo superior lateral direito

Uma vez registados os movimentos do bordo frontal esquerdo, a mandíbula volta à máxima intercuspidação. A partir desta posição, é efectuado um movimento lateral para a direita que é semelhante ao movimento do bordo superior lateral esquerdo. Podem ocorrer ligeiras diferenças devido aos contactos dentários envolvidos. [16]

Movimentos do bordo de abertura lateral direito

A partir da posição máxima do bordo lateral direito, um movimento de abertura da mandíbula produz um trajeto convexo lateral semelhante ao do movimento de abertura à esquerda. À medida que se aproxima a abertura máxima, os ligamentos contraem-se e produzem um movimento dirigido medialmente que causa um desvio para trás na linha média mandibular para coincidir com a linha média da face e terminar este movimento de abertura à esquerda.[16]

Movimentos funcionais

Como nos outros planos, os movimentos funcionais no plano frontal começam e terminam no PIC. Durante a mastigação, a mandíbula desce diretamente para baixo até atingir a abertura desejada. Em seguida, ela se desloca para o lado em que o bolo alimentar é colocado e se eleva. À medida que se aproxima da máxima intercuspidação, o bolo é quebrado entre os dentes opostos. No milímetro final do fechamento, a mandíbula se desloca rapidamente de volta para a PIC. [16] **Envelope de movimento**

Ao combinar os movimentos do bordo mandibular nos três planos (sagital, horizontal e frontal), pode ser produzido um envelope tridimensional de movimento que representa a amplitude máxima de movimento da mandíbula. Embora o envelope tenha esta forma caraterística, existem diferenças de pessoa para pessoa. A superfície superior do envelope é determinada pelo contacto com os dentes, enquanto as outras fronteiras são determinadas principalmente pelos ligamentos e pela anatomia das articulações que restringem ou limitam o movimento.[16]

Movimento tridimensional

Para demonstrar a complexidade do movimento mandibular, será utilizada uma excursão lateral direita aparentemente simples. Quando a musculatura começa a contrair-se e a mover a mandíbula para a direita, o côndilo esquerdo é impelido para fora da sua posição CR. Como o côndilo esquerdo está a orbitar anteriormente em torno do eixo frontal do côndilo direito, encontra a inclinação posterior da eminência articular, o que causa um movimento inferior do côndilo em torno do eixo sagital com a consequente inclinação do eixo frontal. Além disso, o contacto dos dentes anteriores produz um movimento inferior ligeiramente maior na parte anterior da mandíbula do que na parte posterior, o que resulta num movimento de abertura em torno do eixo horizontal. Como o côndilo esquerdo está a mover-se anterior e inferiormente, o eixo horizontal está a deslocar-se anterior e inferiormente. Este exemplo ilustra que, durante um movimento lateral simples, o movimento ocorre em torno de cada eixo (sagital, horizontal e vertical) e, simultaneamente, cada eixo inclina-se para se acomodar ao movimento que ocorre em torno dos outros eixos. Tudo isto acontece dentro do envelope de movimento e é intrinsecamente controlado pelo sistema neuromuscular para evitar lesões em qualquer uma das estruturas orais.[16]

POSIÇÃO ARTICULAR ÓPTIMA E ORTOPEDICAMENTE ESTÁVEL

A definição completa da posição articular ortopedicamente mais estável é quando os côndilos estão na sua posição mais superoanterior na fossa articular, apoiados contra as vertentes posteriores da fossa articular com os discos corretamente interpostos. Esta é a posição que os côndilos assumem quando os músculos elevadores estão activados sem influências oclusais. Esta posição é, portanto, considerada a mais estável do ponto de vista músculo-esquelético da mandíbula. Nesta posição músculo-esquelética estável (MSS), as superfícies articulares e os tecidos das articulações estão alinhados de forma a que as forças aplicadas pela musculatura não causem danos. Durante o repouso e a função, a posição superoanterior é anatómica e fisiologicamente correcta.[19]

Em indivíduos saudáveis, o côndilo rotativo (de trabalho) move-se posteriormente à posição intercuspídea (ICP) durante a parte de fecho do ciclo. Por conseguinte, é normal algum grau de movimento do côndilo posterior à PIC durante a função. Na maioria das articulações, este movimento é muito pequeno (1 mm ou menos). No entanto, se ocorrerem alterações nas estruturas da articulação, como alongamento do ligamento da MT ou patologia articular, a amplitude de movimento anteroposterior pode aumentar. Note-se que a posição mais superior e posterior (ou retruída) do côndilo não é uma posição fisiológica ou anatomicamente correcta. Nesta posição, pode ser aplicada força no aspeto posterior do disco, na lâmina retrodiscal inferior e nos tecidos retrodiscais. Uma vez que os tecidos retrodiscais são altamente vascularizados e bem fornecidos com fibras nervosas sensoriais, anatomicamente não estão estruturados para aceitar a força. Por conseguinte, quando é aplicada força nesta área, existe um grande potencial para provocar dor e/ou causar a rutura deste tecido. De um ponto de vista anatómico, pode concluir-se que a posição mais superior e anterior dos côndilos, apoiados nos discos contra as vertentes posteriores das eminências articulares, é a posição ortopédica mais correcta. Do ponto de vista muscular, também parece que esta posição mais superoanterior (MS) dos côndilos é óptima.[19]

OCLUSÃO FUNCIONAL ÓPTIMA

As seguintes condições parecem ser as menos patogénicas para o maior número de doentes durante o maior período de tempo. Isto representa uma estabilidade ortopédica no sistema mastigatório:

1. Quando a boca se fecha, os côndilos estão na sua posição mais superoanterior (MS), encostados às vertentes posteriores das eminências articulares com os discos devidamente interpostos. Nesta posição, há um contacto uniforme e simultâneo de todos os dentes posteriores. Os dentes anteriores também contactam, mas de forma mais ligeira do que os dentes posteriores.

2. Todos os contactos dentários fornecem carga axial de forças oclusais.

3. Quando a mandíbula se move para posições laterotrusivas, existem contactos dentários adequados no lado laterotrusivo (de trabalho) para desocluir imediatamente o lado mediotrusivo (não de trabalho). A orientação mais desejável é fornecida pelos caninos (orientação canina).

4. Quando a mandíbula se move para uma posição protrusiva, existem contactos dentários adequados nos dentes anteriores para desocluir imediatamente todos os dentes posteriores.

5. Na posição vertical da cabeça e na posição de alimentação alerta, os contactos dentários posteriores são mais pesados do que os contactos dentários anteriores·[19]8

Os diferentes factores determinantes da morfologia oclusal. (QUADRO 2,3)

Factores	Condições	Efeitos
Distância do côndilo rotativo	Maior a distância	Maior ângulo entre as vias laterotrusivas e mediotrusivas

8 TABELA 2; Determinantes horizontais da morfologia oclusal (direção da crista e da ranhura)[19]

Distância do plano médio-sagital	Maior a distância	Maior ângulo entre as vias laterotrusivas e mediotrusivas
Movimento de translação lateral	Maior o movimento	Maior ângulo entre as vias laterotrusivas e mediotrusivas
Distância intercondilar	Maior a distância	Menor o ângulo entre as vias laterotrusivas e mediotrusivas

Factores	Condições	Efeitos
Orientação condilar	Quanto mais acentuada for a orientação	Quanto mais altas as cúspides posteriores
Orientação anterior	Quanto maior for a sobreposição vertical Quanto maior for a sobreposição horizontal	Quanto mais altas as cúspides posteriores Quanto mais curtas forem as cúspides posteriores
Plano de oclusão	Quanto mais paralelo for o plano à orientação condilar	Quanto mais curtas forem as cúspides posteriores
Curva de velocidade	Quanto mais aguda for a curva	A maior parte das cúspides posteriores mais curtas
Movimento de translação lateral	Quanto maior for o movimento Quanto mais superior for o movimento de rotação do côndilo Quanto maior for a deslocação lateral imediata	Quanto mais curtas forem as cúspides posteriores Quanto mais curtas forem as cúspides posteriores Quanto mais curtas forem as cúspides posteriores

TABELA 3; Determinantes verticais da morfologia oclusal (altura da cúspide e profundidade da fossa)[19]

CAPÍTULO 4

DISTÚRBIOS INTERNOS; UMA VISÃO GERAL

A articulação temporomandibular (ATM) é uma das articulações mais complexas do corpo humano. Devido ao seu movimento único, em termos de combinação de rotação e movimento de translação, o disco da articulação desempenha um papel importante na manutenção da sua função normal. Para manter a função normal da ATM, o disco tem de ser mantido na posição correcta, bem como a sua forma normal em todas as circunstâncias. Quando o disco deixa de estar na sua posição normal durante o funcionamento da articulação, pode ocorrer uma perturbação da articulação que conduzirá à subsequente distorção do disco. A forma do disco pode ser influenciada por muitos factores, ou seja, por uma função anormal ou pela composição do próprio disco. A etiologia do desarranjo interno do disco permanece controversa e a teoria multifatorial tem sido postulada na maioria dos manuscritos. O disco é composto principalmente por matriz extracelular. A proporção anormal de colagénio tipo I e III pode também levar a hipermobilidade articular, o que pode também ser um fator predisponente desta doença. Assim, pode ser reconhecida como uma manifestação local de uma doença sistémica. [20]

O termo "desarranjo interno" tem sido utilizado há mais de um século na literatura cirúrgica e ortopédica para descrever condições que interferem com a função normal da articulação. [21]

ANTECEDENTES HISTÓRICOS

Em 348 a.C., **Hipócrates** descreveu uma condição de deslocação da ATM; no entanto, passaram-se 2 milénios antes de começarem a surgir quaisquer estudos científicos sobre a doença ou disfunção da ATM. [22]

Hey, em 1814, utilizou o termo "desarranjo interno" para descrever uma falha mecânica localizada que interferia com a função articular normal. [23]

Em 1842, **Cooper** relatou a subluxação da ATM como uma entidade distinta. Observou doentes com "estalido da mandíbula" e registou este sintoma como um "desarranjo interno" da articulação. [24]

As alterações nas relações disco-côndilo-fossa na articulação temporomandibular (ATM) foram suspeitadas posteriormente, em 1887, por **Sir Astley Cooper** e publicadas por **Annandale** no Lancet "sobre a deslocação da cartilagem inter-articular do maxilar inferior e o seu tratamento por operação". O termo desarranjo interno foi adotado e utilizado para descrever os distúrbios entre os componentes articulares da ATM, levando a danos nas estruturas internas e à disfunção da articulação associada a alterações na posição do disco. Na literatura sobre a ATM, o termo evoluiu para ser sinónimo de deslocamento do disco. [25]

Em 1918, **Pringle** explicou o estalido e o estalido da ATM como um sinal de deslocamento anterior do menisco, que ele descreveu como uma tração excessiva do músculo pterigoide lateral[26]

Em 1947, **Norgaard** utilizou técnicas artrográficas para demonstrar radiograficamente a deslocação anterior do disco articular em estalidos ou estalidos das articulações da MT. Esta técnica envolvia a injeção de meios de contraste radiopacos nos espaços articulares, observando assim, indiretamente, a localização do disco.[27]

Durante a década de 1950, **Schwartz** cunhou o termo "Síndrome da Disfunção Dolorosa da Articulação Temporomandibular". Ele delineou as características desta síndrome, descrevendo três fases clínicas:

1. A fase de incoordenação, caracterizada pela incoordenação dos músculos mastigatórios que produzia sintomas de estalido, subluxação recorrente ou deslocação da articulação;

2. A fase de limitação da dor com espasmo doloroso dos músculos da mastigação e limitação do movimento mandibular; e

3. A fase de limitação, caracterizada pela limitação do movimento mandibular sem dor.

Assim, **Schwartz** encarou a doença num contexto temporal com disfunção progressiva caracterizada por estalidos, mioespasmo e limitação de movimentos. [28]

Shore introduziu o termo "síndroma da disfunção da articulação temporomandibular" em 1959. [29]

Mais tarde, **Bell** sugeriu que não se incluíssem apenas os problemas das articulações, mas todas as perturbações associadas à função do sistema mastigatório, e o termo "perturbações temporomandibulares" (DTM) ganhou grande aceitação e popularidade [30]

Posteriormente, como resultado da observação clínica e de uma variedade de estudos de investigação, **Laskin** propôs o termo "Síndrome de Dor-Disfunção Miofascial (MPD)". Atribuiu as características de dor, sons articulares e movimento mandibular limitado a múltiplas causas e forneceu provas experimentais para o conceito de uma desordem psico-fisiológica.

Entre os anos 60 e 70, a oclusão e, mais tarde, o stress emocional foram reconhecidos como as principais causas de perturbações funcionais do sistema mastigatório. [31]

Em 1979, **McCarty** e **Farrar** sublinharam a importância da deslocação do disco como um dos principais distúrbios da ATM. Acreditava-se que um disco deslocado ou anormal era um problema progressivo que conduzia a uma doença articular degenerativa, pelo que se dava importância ao reposicionamento do disco deslocado. [32]

A terapia conservadora era efectuada através de manipulações mandibulares e aparelhos orais, e o reposicionamento cirúrgico era realizado para os doentes que apresentavam sintomas persistentes. Um procedimento cirúrgico comummente realizado era o reposicionamento do disco e, se o disco estivesse perfurado ou não pudesse ser reparado, era mesmo efectuada a discectomia. Foram utilizados vários materiais e tecidos para a substituição do disco (cartilagem, derme, fáscia muscular, gordura, silastic e Proplast-Teflon). No entanto, a utilização de Proplast-Teflon resultou numa destruição grave das superfícies articulares devido a reacções de células gigantes de corpo estranho.[21]

Ao longo das últimas décadas, tem havido uma mudança concetual do desarranjo interno e da deslocação do disco como diagnóstico primário para o nosso entendimento atual de que a deslocação do disco/desarranjo interno é um ponto final e uma manifestação de um processo em que há danos nos tecidos articulares e uma falha biomecânica de uma causa específica que tem de ser identificada para que o tratamento seja bem sucedido. A investigação clínica e científica básica levou-nos a concluir que o desarranjo interno representa uma variedade de fases de falha biomecânica dos tecidos articulares, resultantes de diferentes causas. [21]

A cirurgia artroscópica da ATM demonstrou ser uma alternativa eficaz à artroplastia. A artroscopia foi um procedimento fiável para reduzir a dor e melhorar a abertura incisal máxima sem causar uma alteração na posição do disco. O papel da deslocação do disco e da posição do disco em doentes sintomáticos foi ainda mais questionado devido ao facto de os estudos de RM terem documentado a deslocação do disco em 32-38% dos doentes assintomáticos e voluntários. Atualmente, sabemos que o disco anormalmente posicionado não é a causa primária da dor e da disfunção em muitos doentes, uma vez que a maioria dos doentes com discos deslocados é assintomática através do processo de adaptação. [21]

A artrocentese foi subsequentemente introduzida como outro meio eficaz, mas minimamente invasivo, de tratamento de doentes com distúrbios internos sintomáticos. A artroscopia e a artrocentese permitiram a recolha de amostras de líquido sinovial e têm sido de enorme valor para a nossa compreensão dos mediadores bioquímicos e das citocinas responsáveis pela inflamação, degeneração da cartilagem e destruição do tecido articular que conduz ao desarranjo interno. [21]

DEFINIÇÃO

A definição mais aceitável de desarranjo interno da articulação temporomandibular tem geralmente aludido à disfunção articular associada a uma posição anormal do disco. [33]

Farrar atribuiu o desarranjo interno da ATM ao deslocamento anterior do disco associado ao deslocamento póstero-superior do côndilo quando os dentes estão fechados na posição intercuspídea (oclusão cêntrica). Assim, os desarranjos internos da ATM causam os sintomas comuns de estalidos e bloqueios recíprocos (limitação). No estalido recíproco, o estalido de abertura ocorre num ponto localizado algures no trajeto protrusivo. Quando o estalido de abertura ocorre, o côndilo estala subitamente para a frente e o disco estala para trás para a sua posição normal acima do côndilo. O clique de fecho ocorre perto do fim do movimento retrusivo. Quando o clique ocorre durante o fecho, o côndilo estala subitamente para cima e para trás e o disco é deslocado anteriormente. O estalido recíproco é classificado como precoce, intermédio ou tardio, dependendo da posição relativa da protrusão condilar em que o estalido ocorre. No estalido recíproco, o estalido durante a retrusão mandibular não ocorrerá a menos que seja precedido pelo estalido durante a abertura mandibular.[32]

No bloqueio, o disco permanece deslocado anteriormente e bloqueia o côndilo, causando limitação do movimento protrusivo. À medida que o bloqueio se torna mais crónico, a amplitude do movimento condilar aumenta gradualmente porque o côndilo funcional começa a empurrar o disco deslocado mais para a frente.[32]

O **Manual Merck** descreve o desarranjo interno da articulação temporomandibular como uma condição com danos nas estruturas internas da articulação e "a forma mais comum de desarranjo interno da articulação temporomandibular é o desalinhamento anterior ou a deslocação do disco articular acima do côndilo. [34]

Molinari et al. definiram o desarranjo interno da seguinte forma: "o termo desarranjo refere-se a uma alteração nas vias normais de movimento da ATM que envolve em grande parte a função do disco articular". [35]

Israel definiu o desarranjo interno da articulação temporomandibular como uma condição em que existem tecidos intra-articulares danificados que conduzem a perturbações no funcionamento biomecânico da articulação temporomandibular. [33]

Segundo **de leeuw**, o desarranjo interno é qualquer interferência com o movimento articular suave. Embora o termo inclua, portanto, todos os tipos de interferências intracapsulares que impedem os movimentos articulares funcionais suaves, no que respeita à articulação temporomandibular. (QUADRO 4) [36]

DESARRANJO DISCAL ❖ **COM REDUÇÃO** ❖ **SEM REDUÇÃO**	Um mau posicionamento do disco articular em relação ao côndilo e à eminência O disco articular retoma a sua posição normal no topo do côndilo aquando da abertura O disco articular permanece mal posicionado nas tentativas de abertura, resultando em restrição da abertura da boca em casos agudos
ADERÊNCIA AO DISCO	Uma aderência temporária do disco à fossa ou ao côndilo
ADESÃO AOS DISCOS	Uma ligação fibrótica entre o disco e o côndilo ou o disco e a fossa
SUBLUXAÇÃO **(HIPERMOBILIDADE)**	Uma sobreextensão do complexo disco-côndilo aquando da abertura para além da eminência
DESLOCAÇÃO DA ARTICULAÇÃO	Uma deslocação de todo o complexo disco-

	côndito para além da eminência combinada com a incapacidade de regressar passivamente à fossa

QUADRO 4; Aspectos do desarranjo interno da ATM acima mencionados[36]

Stegenga e de Bont propuseram a substituição da palavra "deslocamento" por "desarranjo", o que indicaria que o disco deslocado interfere efetivamente com o movimento articular suave e causa algum tipo de disfunção ao indivíduo. [37]

Um desarranjo discal é definido como um mau posicionamento do disco articular relativamente ao côndilo e à eminência, deslocado em graus variáveis e em qualquer direção. O tipo mais comum de desarranjo discal é uma deslocação anterior. Além disso, as deslocações laterais puras também parecem ser raras e podem estar relacionadas com fases mais avançadas do desarranjo. Existe controvérsia sobre qual o tipo de deslocação mais comum. Alguns estudos referem mais frequentemente desarranjos anteromediais, outros encontraram mais frequentemente desarranjos anterolaterais e outros referem uma distribuição uniforme de desarranjos anteromediais e anterolaterais em doentes e voluntários saudáveis. [36]

No que respeita ao diagnóstico clínico e ao tratamento, distinguem-se duas fases predominantes dos desarranjos discais. As respectivas condições são designadas por desarranjo discal com redução e desarranjo discal sem redução. Numa ATM normal, o disco está posicionado sobre a cabeça do côndilo com a banda posterior situada na posição das 12 horas (superior ao côndilo) e a zona intermédia situada na posição das 1 horas (superior-anterior ao côndilo). Aquando da abertura, o complexo disco-côndilo roda para a frente. Embora o côndilo também gire para a frente, o disco gira relativamente em direção posterior ao côndilo. [36]

O desarranjo discal com redução é tipicamente definido como uma condição na qual o disco articular da ATM é (mais frequentemente anteriormente) deslocado enquanto a boca está fechada e os dentes estão juntos em oclusão máxima. Aquando da abertura, o côndilo empurra a banda posterior do disco até conseguir deslizar ou encaixar sob a banda posterior do disco, e o disco volta à sua posição no topo do côndilo. Acredita-se que a ultrapassagem da banda posterior espessa do disco é responsável pelo som de estalido ou estalido. Ao fechar a boca, o disco fica para trás e desliza para fora do côndilo, o que pode ser acompanhado por um som de estalido. Normalmente, o estalido de abertura ocorre mais tarde durante o movimento de abertura, enquanto o estalido de fecho ocorre frequentemente perto da oclusão máxima.[36]

O desarranjo discal sem redução é definido como uma condição em que o côndilo é incapaz de deslizar ou voltar a encaixar-se por baixo do disco. Assim, o disco deslocado anteriormente não se reduz à sua posição no topo do côndilo durante o movimento de abertura. O disco obstrui a posterior translação do côndilo e, consequentemente, os movimentos de abertura e contralaterais são prejudicados. A aderência do disco é definida como uma aderência temporária do disco à fossa ou ao côndilo. Esta aderência pode ser causada por uma carga estática prolongada, por falta de lubrificação ou por uma combinação de ambos. Outra condição com características semelhantes foi designada por fenómeno de disco ancorado. Acredita-se que o disco está preso à fossa devido a uma lubrificação comprometida. Uma forte força adesiva impede que o disco se separe da fossa ou do côndilo com o simples movimento da mandíbula. Este fenómeno pode assemelhar-se a um desarranjo discal sem redução, embora a história de estalidos esteja frequentemente ausente e a limitação da abertura da boca seja considerada mais grave. [36]

A adesão discal é definida como uma ligação fibrótica entre o disco e o côndilo, ou o disco e a fossa. Esta condição é caracterizada por movimentos limitados da mandíbula. Em contraste com uma aderência, uma adesão não pode ser ultrapassada por simples movimentos da mandíbula. Esta condição deve ser distinguida do desarranjo do disco sem redução ou da anquilose fibrosa. Para que ocorra uma aderência ou desaderência do disco, o disco não tem de estar desarranjado. [36]

A subluxação (por vezes referida como hipermobilidade) é definida como uma sobreextensão do complexo disco-côndilo. Aquando da abertura da boca, o complexo disco-côndilo ultrapassa a eminência. Normalmente, esta situação é acompanhada por um som semelhante a um baque surdo. O som pode ser recíproco (ou seja, pode ocorrer na abertura e no fecho). O som ocorre tipicamente, ao contrário do que acontece no caso do desarranjo discal, no final da fase de abertura (quase na abertura máxima) e no início da fase de fecho. A subluxação pode ser habitual, o que significa que o complexo disco-côndilo passa a eminência para a frente e para trás sem causar dor, desconforto ou disfunção durante a abertura de rotina. [36]

Uma **luxação articular** é semelhante a uma subluxação, na medida em que o complexo côndilo-disco passa para além da eminência. No entanto, neste caso, o doente não consegue fechar a boca porque o complexo disco-côndilo está preso à frente da eminência. [36]

CLASSIFICAÇÃO

O Research Diagnostic Criteria (RDC) para as DTMs, publicado em 1992, foi um excelente primeiro passo para ajudar a padronizar as categorias de diagnóstico das DTMs. Além disso, foram efectuados testes exaustivos e muita investigação para validar este sistema de classificação das DTM, de modo a permitir que os investigadores de investigação clínica utilizem o mesmo sistema. O progresso melhorou a capacidade global de desenvolver mais conhecimentos sobre epidemiologia, categorias de diagnóstico, causas e tratamento/gestão destas perturbações. Os investigadores reconheceram que muitos destes doentes apresentavam elevados níveis de stress psicossocial juntamente com os aspectos físicos da sua doença, pelo que este sistema de diagnóstico incluía o EIXO I, um sistema de classificação das categorias físicas das DTM, e o EIXO II, um sistema de classificação dos aspectos comportamentais psicossociais dos doentes que desenvolvem estas perturbações.[33]

I. Classificação músculo-esquelética

Categoria de diagnóstico	Características clínicas
Dor facial miogénica	Músculos da mastigação doridos e sensíveis, muitas vezes acompanhados de dor nos músculos do pescoço, da cintura e dos ombros. Movimento mandibular restrito ou desviado causado por restrição muscular. Não estão presentes sons articulares. Os tomogramas mostram contornos ósseos dentro dos limites normais.
Perturbação interna (tipo 1)	A musculatura pode ou não estar sensível e pode ou não ser observado um movimento aberrante do maxilar. Um clique de abertura e um clique de fecho podem ser detectados sem abertura restrita.

	Os tomogramas mostram normalmente contornos ósseos normais.
Perturbação interna (tipo 2)	A sensibilidade muscular pode ou não estar presente. Pode ser detectado um estalido de abertura e um estalido de fecho e o desvio da mandíbula é normalmente, mas não invariavelmente, uma caraterística. É importante salientar que, se houver história de bloqueio fechado transitório da mandíbula, é comum a dor localizada na articulação afetada. Os tomogramas mostram normalmente contornos ósseos normais.
Perturbação interna (tipo 3)	A dor e a sensibilidade muscular estão frequentemente presentes, mas não invariavelmente. A abertura mandibular é severamente limitada e não é possível detetar estalidos; no entanto, pode ser auscultado um crepitar. Os tomogramas podem ou não mostrar evidências de alterações degenerativas precoces.
Articulação degenerativa doença	A sensibilidade muscular é um achado variável e a abertura é geralmente sem restrições ou ligeiramente limitada. A crepitação ou auscultação é geralmente detetável. A dor é geralmente ligeira ou surda e localizada na articulação. Os tomogramas revelam alterações erosivas ou osteofíticas.

QUADRO 5; Classificação músculo-esquelética proposta por eversole,1985 [22]

II. Estadiamento clínico do distúrbio interno

O Sistema de Estadiamento de Wilkes para o desarranjo interno (TABELA 6.1 e 6.2) é frequentemente utilizado por cirurgiões orais e maxilofaciais e ajuda a fornecer um guia para o tratamento com base na gravidade dos danos na articulação. Este sistema inclui fases, sendo a fase I uma deslocação indolor do disco com redução e a fase V uma deslocação avançada do disco com alterações degenerativas graves, aderências, alterações do osso subcondral e perfuração do disco. Uma vez que o principal objetivo do sistema de Wilkes consiste em classificar a extensão dos danos nos tecidos articulares, este sistema é útil no planeamento da operação. No entanto, apesar da descrição precisa das várias fases descritas para o desarranjo interno, não existe informação correspondente sobre o diagnóstico causal associado a estas fases. [33]

Fase inicial

Clínica: Sem sintomas mecânicos significativos, para além do estalido recíproco (precoce no movimento de abertura, tardio no movimento de fecho e de intensidade suave); sem dor ou limitação de movimentos **Radiologia**: Ligeira deslocação para a frente, bom contorno anatómico do disco e tomogramas normais

Cirúrgico: Forma anatómica normal, ligeira deslocação anterior e incoordenação passiva (estalido) demonstrável

Fase inicial/intermédia

Clínica: Primeiros episódios de dor, sensibilidade articular ocasional e dores de cabeça temporais relacionadas, início de problemas mecânicos importantes, aumento da intensidade dos sons de estalidos, sons articulares mais tarde no movimento de abertura e início de subluxações transitórias ou travamento e bloqueio articular

Radiologia: Ligeira deslocação para a frente, ligeiro espessamento do bordo posterior ou início de deformidade anatómica do disco, e tomogramas normais

Cirúrgico: Deslocamento anterior, deformidade anatómica precoce (espessamento ligeiro a ligeiro do bordo posterior) e área de articulação central bem definida

Fase intermédia

Clínica: Episódios múltiplos de dor, sensibilidade articular, cefaleias temporais, sintomas mecânicos importantes - travamento transitório, bloqueio e bloqueio sustentado (bloqueios fechados), restrição de movimento e dificuldade (dor) com a função

Radiologia: Deslocamento anterior com deformidade anatómica significativa/prolapso do disco (espessamento moderado a acentuado do bordo posterior) e tomogramas normais

Cirúrgico: Deformidade anatómica acentuada com deslocamento, aderências variáveis (recessos anterior, lateral e posterior) e sem alterações dos tecidos duros

Fase intermédia/tardia

Clínica: Caracterizada por cronicidade com dor variável e episódica, dores de cabeça, restrição variável de movimentos e curso ondulante

Radiologia: Aumento da gravidade em relação à fase intermédia, tomogramas anormais e alterações precoces a moderadas da remodelação degenerativa dos tecidos duros

Cirúrgico: Aumento da gravidade em relação à fase intermédia, alterações de remodelação degenerativa dos tecidos duros de ambas as superfícies de apoio, projecções osteofíticas, múltiplas aderências (recessos laterais, anteriores e posteriores) e sem perfuração do disco ou da fixação

---

Fase tardia

Clínica: Caracterizada por crepitação ao exame, sintomas de raspagem, rangido e trituração, dor variável e episódica, restrição crónica do movimento e dificuldade funcional

Radiologia: Deslocamento anterior, perfuração com enchimento simultâneo dos compartimentos superior e inferior, defeitos de enchimento, deformidade anatómica grosseira do disco e dos tecidos duros, tomogramas anormais como descrito e alterações artríticas essencialmente degenerativas

Cirúrgicas: Alterações degenerativas grosseiras do disco e dos tecidos duros, perfuração das fixações posteriores, erosões das superfícies de apoio e aderências múltiplas equivalentes a artrite degenerativa (esclerose, achatamento, côndilo em forma de bigorna, projecções osteofíticas e formação cística subcortical)

QUADRO 6.1; WILKES staging of internal derangement,1989 [38]

Fase I: precoce

Cliques indolores, deslocação anterior do disco com redução

Fase II: precoce/intermédia

Estalido com dor intermitente e bloqueio, deslocação anterior do disco com redução

Fase III: intermédia

Dor, sensibilidade articular, bloqueio frequente e prolongado, restrição dos movimentos, deslocação anterior do disco com ou sem redução, sem alterações degenerativas

61

Estádio IV: intermédio/tardio

Dor crónica, restrição de movimentos, ausência de estalidos, deslocamento anterior do disco sem redução, alterações ósseas degenerativas, aderências.

Fase V: tardia

Dor variável, função dolorosa/reduzida, crepitação, deslocamento anterior do disco sem redução, alterações ósseas degenerativas avançadas, deformidade e/ou perfuração grave do disco, aderências avançadas

TABELA 6.2; Estadiamento de Wilkes Adaptado de American Society of Temporomandibular Joint Surgeons. 2001. [39]

Ambos os sistemas são descritivos de sinais e sintomas e não existe uma categorização útil da causa e da patogénese. A mera categorização de um paciente com um deslocamento de disco com ou sem redução descreve um sinal de um processo de doença sem qualquer informação sobre a causa da condição.

Os aparelhos de reposicionamento oral, a manipulação mandibular, a cirurgia de reposicionamento do disco e a cirurgia de substituição do disco têm sido o foco da maioria dos tratamentos para o desarranjo interno. Sem o conhecimento da causa subjacente, estes tratamentos falham frequentemente, uma vez que os factores causais persistem. Por exemplo, se um doente tiver um desarranjo interno associado a uma artropatia sistémica, a incapacidade de tratar e gerir a doença sistémica resultará provavelmente em sintomas persistentes e no fracasso do tratamento. Mesmo os pacientes com sobrecarga excessiva da articulação devido à parafunção mandibular acabam por falhar o tratamento de reposicionamento do disco devido aos efeitos fisiológicos da sobrecarga da articulação nos tecidos intra-articulares. [33]

III. Classificação diagnóstica dos distúrbios internos

Stegenga reconheceu esta deficiência na atual classificação dos distúrbios da articulação temporomandibular e propôs um sistema baseado no processo patológico que está a causar a falha estrutural dos tecidos articulares. (QUADRO 7) Esta proposta de alteração da nomenclatura enfatiza a importância do diagnóstico e do controlo dos factores de risco que levam a alterações estruturais intra-articulares patológicas, reduzindo a dor e melhorando a função, em vez de tentar controlar a posição do disco, como componentes essenciais da gestão do doente. [33]

Categoria	Características clínicas	Diagnóstico baseado em
Doenças artríticas de	Dor ligeira a moderada Possível perturbação interna	Factores de risco (sobrecarga,

baixo grau Osteoartrite Artrite traumática	Possível deformidade facial ligeira	traumatismo) Características clínicas Imagiologia (focal degeneração) Análise do líquido sinovial
Doenças artríticas de alto grau Artrite reumatoide Artrite infecciosa Doenças artríticas metabólicas	Dor moderada-grave Possível perturbação interna Possível deformidade facial	Factores de risco (por exemplo, infeção, doença sistémica) Características clínicas Imagiologia (degenerescência difusa) Análise do líquido sinovial / sangue
Distúrbios do crescimento incluindo Neoplasias	Inchaço Deformidade facial	Características clínicas Imagiologia
Perturbações mecânicas não artríticas	Desarranjo interno (hipermobilidade, luxação, hipomobilidade, luxação aguda do disco	Factores de risco (por exemplo, laxidez ligamentar) Características clínicas

TABELA 7; Classificação das disfunções articulares temporomandibulares. 2010[4]

Categoria	Características	Indicação
Categoria 1 TMJ normal	Apresentação clínica Dor na ATM Sem ruídos nas articulações Sem historial de bloqueio ou luxação Amplitude total de movimentos da mandíbula Mastigação normal Características radiológicas OPG - côndilos normais RM - diagnóstico normal da ATM Contusão articular - traumatismo agudo Dores miofasciais Patologia do ouvido - otalgia Neuropática Psicogénico	Não é necessária cirurgia
Categoria 2 Alterações menores da ATM (todos os componentes da articulação são recuperáveis)	Apresentação clínica Dor articular intermitente Estalido articular Bloqueio ocasional Características radiológicas OPG - côndilos normais RM - deslocamento do disco com redução Disco e côndilo de contorno normal Diagnóstico Desarranjo interno precoce da ATM	Artrocentese da ATM/lavagem artroscópica

	Inflamação/adesões articulares	
Categoria 3 Alterações moderadas da ATM (a maioria dos componentes da articulação são recuperáveis)	<u>Apresentação clínica</u> Fechadura fechada crónica dolorosa Inchaço recorrente das articulações Luxação recorrente dolorosa <u>Características radiológicas</u> OPG - côndilos normais RM - deslocação do disco sem redução Disco de contorno normal ou ligeiramente deformado Eminência proeminente <u>Diagnóstico</u> Desarranjo interno moderado da ATM Deslocação recorrente da ATM Condromatose sinovial da ATM Fratura condilar deslocada	Artroscopia operatória da ATM/ Artroplastia da ATM
Categoria 4 Alterações graves da ATM (poucos componentes da articulação são recuperáveis)	<u>Apresentação clínica</u> Dores constantes nas articulações Crepitação dolorosa Abertura da boca ligeiramente limitada Mastigação dolorosa <u>Características radiológicas</u> OPG - alterações condilares precoces Tomografia computorizada - degeneração condilar ligeira a moderada Ressonância magnética - disco gravemente degenerado, deslocado e deformado Alterações condilares precoces - osteófitos, achatamento <u>Diagnóstico</u> Desarranjo interno avançado da ATM Desordem rara da ATM - doença articular metabólica, inflamatória ou de desenvolvimento	Discectomia da ATM ± cirurgia condilar
Alterações catastróficas da ATM de categoria 5 (nada na articulação é recuperável)	<u>Apresentação clínica</u> Dor de baixo grau intolerável Crepitação constante Bloqueio Maloclusão Incapacidade de mastigar algo sólido <u>Características radiológicas</u> OPG - alterações degenerativas óbvias do côndilo Ressonância magnética - disco destruído/difícil de ver TAC - côndilo gravemente degenerado <u>Diagnóstico</u> Osteoartrite da ATM Condilíse da ATM	Ressecção da ATM ± substituição total da articulação

	Anquilose da ATM	
	Tumor da ATM	

TABELA 8; Classificação cirúrgica dos distúrbios da articulação temporomandibular. 2013[41]

VI. **Classificação taxonómica dos distúrbios internos**

Foram introduzidas alterações recentes no sistema de classificação, que acabaram por combinar a RDC (recentemente alterada para DC para DTM) com a Classificação Taxonómica da Associação Americana de Dor Orofacial (AAOP), que engloba uma descrição mais ampla e precisa da variedade de doenças que afectam a articulação temporomandibular e as estruturas circundantes. (TABELA 9) [33]

Classificação taxonómica AAOP para as DTMs

1. Dor nas articulações
A. Artralgia
B. Artrite
2. Perturbações das articulações
A. *DISTÚRBIOS DISCAIS*
B. Perturbações de hipomobilidade, exceto perturbações do disco
C. Perturbações de hipermobilidade
3. Doença das articulações
A. Doença articular degenerativa
B. Artrites sistémicas
C. Condilite/Resorção condilar idiopática
D. Osteocondrite dissecante
E. Osteonecrose
F. Neoplasia
G. Condromatose sinovial
3. Fracturas
4. Doenças congénitas/do desenvolvimento

DC/TMD

Eixo I DIAGNÓSTICO FÍSICO

PERTURBAÇÕES DA ARTICULAÇÃO TEMPOROMANDIBULAR

DISTÚRBIOS DISCAIS

1. Deslocação do disco com redução
2. Deslocação do disco com redução & bloqueio intermitente
3. Deslocação do disco sem redução & abertura limitada
4. Deslocação do disco sem redução sem abertura limitada

Eixo 11 ESTATUTO PSICOSSOCIAL

QUADRO 9; Classificação taxonómica e CD da AAOP para as DTM, 2014 [33]

O desarranjo interno é uma doença?

O Mosby's Dictionary of Medicine, Nursing & Health Professions, Ninth Edition, define o termo doença da seguinte forma: "uma doença ou perturbação específica caracterizada por um conjunto reconhecível de sinais e sintomas atribuíveis à hereditariedade, infeção, dieta ou ambiente". Um aspeto fundamental desta definição de doença é a existência de uma função ou processo anormal que envolve um órgão e/ou sistema com sintomas característicos que têm uma causa específica. O desarranjo interno da articulação temporomandibular representa sinais e sintomas de uma função biomecânica alterada (falha de translação, bloqueio, bloqueio intermitente, estalido) com tecidos intra-articulares danificados sem aludir a uma causa específica. Os sinais e sintomas associados ao desarranjo interno são inespecíficos e podem ser causados por uma multiplicidade de condições patológicas. Por conseguinte, o desarranjo interno não deve, por si só, ser considerado uma doença, mas sim uma manifestação de falha biomecânica dos tecidos articulares, que pode ser causada por várias entidades patológicas específicas. [33]

CAPÍTULO 5

FISIOPATOLOGIA E CLÍNICA
MANIFESTAÇÕES DE PERTURBAÇÕES INTERNAS

O desarranjo interno deve ser visto pelos clínicos como um sinal de um processo de doença que conduz a um compromisso biomecânico ou falha da articulação temporomandibular. A base do tratamento consiste em reduzir os sintomas do doente, identificando e gerindo simultaneamente o processo da doença. As seguintes categorias principais de doenças podem causar desarranjo interno da articulação temporomandibular;

I. Artropatia inflamatória/degenerativa: sobrecarga articular (aguda e/ou crónica) que provoca inflamação e degeneração dos tecidos intra-articulares

II. Artropatia sistémica: doença sistémica que causa a doença da articulação temporomandibular

III. Artropatia atípica localizada: intra-articular

perturbação da articulação temporomandibular que é atípica e não é causada por sobrecarga da articulação

IV. Falsa artropatia: perturbação extra-articular que simula e/ou provoca sintomas da articulação temporomandibular [33]

I. Artropatia Inflamatória/Degenerativa

A sobrecarga crónica da articulação é a causa mais comum de desarranjo interno da articulação temporomandibular. Existe uma investigação significativa sobre os fluidos sinoviais da articulação temporomandibular e a morfologia dos tecidos artroscópicos, que tem demonstrado que a sinovite, a osteoartrite e as aderências são as principais alterações tecidulares que ocorrem em doentes sintomáticos que necessitam de cirurgia artroscópica. A sobrecarga crónica da articulação, muitas vezes causada pela parafunção mandibular, resulta numa alteração do metabolismo da cartilagem articular, sendo a degradação da matriz cartilaginosa superior à sua produção. Esta sobrecarga da cartilagem perturba o equilíbrio entre a acumulação e a degradação da matriz da cartilagem, resultando, em última análise, numa rutura das superfícies cartilagíneas. [42]

Nas fases iniciais do processo patológico, a fibrilhação da cartilagem articular é observada artroscopicamente. Esta fibrilhação acaba por resultar numa falha biomecânica que prejudica o deslizamento das superfícies articulares. A correlação clínica com esta falha precoce da cartilagem articular é o ruído articular (estalido e/ou crepitação). [33]

As alterações tecidulares que ocorrem na cartilagem prejudicam a capacidade de deslizamento da articulação, resultando frequentemente numa alteração da posição do disco. Estas alterações degenerativas precoces não causam necessariamente dor. Se não houver inflamação associada, o doente pode funcionar com um estalido na articulação e sem incapacidade funcional significativa. Esta possibilidade pode explicar porque é que uma percentagem significativa da população (32%-38%) que não tem queixas e é totalmente funcional tem uma deslocação do disco, que pode ser vista na RM. [43]

Os indivíduos que sofrem de parafunção mandibular grave e persistente continuam a sobrecarregar os tecidos intra-articulares para além da sua capacidade de adaptação, o que leva a mais alterações na estrutura e função destes tecidos. A degradação contínua da cartilagem resulta em osteoartrite significativa e pode, em última análise, levar a uma perfuração do disco. [33]

A alteração da biomecânica articular conduz frequentemente a uma carga sobre os tecidos sinoviais, que não é a que a sinóvia normalmente experimenta. A sinóvia é um tecido conjuntivo muito vascularizado e bem inervado, ao contrário da cartilagem articular. A principal função da sinóvia é a produção de líquido sinovial, que é necessário para a lubrificação da articulação e também para a nutrição dos condrócitos na cartilagem articular, que não tem um fornecimento de sangue. Assim, a sobrecarga dos tecidos sinoviais resulta num aumento significativo dos sintomas, porque:

1. A membrana sinovial torna-se inflamada, eritematosa e edematosa, o que resulta no aspeto clínico da sinovite.

2. A carga anormal dos tecidos sinoviais causa dor, porque este tecido tem um fornecimento nervoso e normalmente não é submetido a carga

3. A sinóvia inflamada prejudica a produção de líquido sinovial, prejudicando a lubrificação da articulação, alterando ainda mais a biomecânica da articulação e reduzindo a capacidade de deslizamento da articulação temporomandibular.

4. Uma vez que a sinovite se desenvolve na articulação temporomandibular, é difícil de resolver, porque esta articulação está constantemente a ser utilizada, resultando em mais carga e mais inflamação sinovial[33] .

Com o início de uma sinovite aguda, os doentes têm um aumento notável dos sintomas da articulação temporomandibular:

1. Dor aguda localizada na articulação temporomandibular

2. Translação reduzida da articulação afetada com distância máxima de abertura interincisal limitada, desvio da mandíbula para o lado afetado com a abertura e excursão lateral reduzida para o lado contralateral

3. Se houver um inchaço intra-articular significativo associado à sinovite, pode haver uma alteração na oclusão com uma mordida aberta posterior ipsilateral e desvio da linha média mandibular para o lado contralateral em repouso 4. Mioespasmo dos músculos da mastigação circundantes (o masseter e o temporal tornam-se significativamente sensíveis à palpação)

5. A ressonância magnética mostra um derrame sinovial mais visível nas imagens em T2 e na posição anterior do disco[33]

Os doentes que desenvolvem sinovite aguda da articulação temporomandibular que não se resolve com terapias não cirúrgicas, tais como a descarga da articulação (aparelhos orais, modificação da dieta), medicamentos anti-inflamatórios e medicamentos relaxantes musculares, passam frequentemente para uma sinovite crónica da articulação temporomandibular. A carga contínua dos tecidos sinoviais inflamados combinada com uma mobilização reduzida resulta frequentemente em aderências, o que também afecta a capacidade de translação da mandíbula. No entanto, estas alterações crónicas ocorrem à custa de uma grande redução da função mastigatória. A ocorrência simultânea de sinovite e mobilidade reduzida leva ao desenvolvimento de aderências na articulação sinovial. Se o processo patológico continuar com a persistência da sinovite, a degradação da cartilagem, a redução da mobilidade e a formação de aderências, pode, em última análise, conduzir a uma anquilose fibrosa e/ou óssea. [44]

Existem alguns pacientes com sinovite e desarranjo interno da articulação temporomandibular que não progridem para uma doença articular adicional e acabam por regressar à função mastigatória normal. Teoricamente, se o médico conseguir reduzir a sobrecarga da articulação, maximizar a mobilidade da articulação e reduzir a inflamação, isto pode criar um ambiente intra-articular mais suscetível de cicatrizar, com tempo suficiente. [33]

As observações clínicas artroscópicas mostraram que algumas articulações com deslocação anterior do disco têm tecido retro-discal remodelado com o aspeto branco da cartilagem, mas que claramente não é um disco, devido à presença de vasos sanguíneos que podem ser vistos no tecido. É provável que a carga funcional dos tecidos sinoviais retro-discais tenha a capacidade de resultar na estimulação da produção de proteoglicanos, levando à formação de tecido com a aparência e função de cartilagem. Em doentes com desarranjo interno causado por sobrecarga associada a uma artropatia inflamatória/degenerativa crónica, é também importante perceber que a manutenção da estrutura e função dos tecidos sinoviais e cartilagíneos é interdependente. [33]

Os tecidos sinoviais inflamados e as aderências levam à redução do movimento articular, à diminuição da ação de bombeamento do líquido sinovial e à diminuição da nutrição dos condrócitos. A incapacidade de manter a viabilidade e a função dos condrócitos resulta na perda da matriz da cartilagem (colagénio e proteoglicanos), o que leva a uma maior degradação da cartilagem. Esta degradação leva a uma maior progressão da doença articular degenerativa (osteoartrite) na articulação. As articulações com degradação persistente da cartilagem articular têm níveis aumentados de produtos de degradação (glicosaminoglicanos) no líquido sinovial, o que pode aumentar a função fagocítica da membrana sinovial e levar a uma maior disfunção sinovial e sinovite. Assim, os processos inflamatórios e degenerativos que ocorrem nas articulações temporomandibulares cronicamente sobrecarregadas ocorrem simultaneamente, resultando na alteração dos tecidos intra-articulares, levando à falha biomecânica e ao desarranjo interno.[45]

II. Artropatia sistémica

As doenças sistémicas podem frequentemente contribuir para as perturbações da articulação temporomandibular. Os doentes com artropatia sistémica são aqueles que têm tecidos articulares que falham com cargas articulares normais, porque a doença sistémica afecta a estrutura e a função dos tecidos conjuntivos intra-articulares. Exemplos de doenças sistémicas que podem causar desarranjos internos incluem;

1. Artrite reumatoide
2. Artrite psoriática
3. Artrite idiopática juvenil
4. Doença de Lyme
5. Polimialgia reumática
6. Condrocalcinose

7. Síndrome de Ehlers-Danlos

8. Lúpus e outras doenças do tecido conjuntivo. [33]

A cirurgia artroscópica é frequentemente efectuada para obter tecido patológico para fins de diagnóstico e é também útil no tratamento dos sintomas. No entanto, a gestão da doença sistémica é essencial para o controlo prolongado dos sintomas do doente, o que frequentemente requer a coordenação do tratamento com um reumatologista. [33]

III. Artropatia atípica localizada

Como a articulação temporomandibular é uma articulação sinovial, está sujeita às mesmas perturbações locais que as outras articulações sinoviais. Uma artropatia atípica localizada é pouco comum na articulação temporomandibular; no entanto, estas condições ocorrem. Estes doentes têm uma desordem intra-articular da articulação temporomandibular que está localizada numa articulação e não é causada por doença sistémica ou sobrecarga da articulação. A apresentação clínica deste grupo de distúrbios é inespecífica, mas, em última análise, os sinais e sintomas (que ocorrem com qualquer desarranjo interno) incluem qualquer combinação dos seguintes:

1. Dores nas articulações

2. Ruído articular: estalidos e/ou crepitação

3. Alteração da amplitude de movimento mandibular

4. Alterações grosseiras na oclusão[33]

Os achados clínicos sugestivos de uma artropatia atípica localizada incluem uma alteração gradual da oclusão, com o desenvolvimento de uma mordida aberta posterior ipsilateral, e o deslocamento da linha média mandibular para o lado contralateral. Um osteocondroma do côndilo é a neoplasia mais comum que afecta a articulação temporomandibular e está na categoria de artropatia atípica (neoplásica) localizada. [33]

As imagens de diagnóstico que mostram achados invulgares, como múltiplos corpos densos soltos, calcificações ou efusões sinoviais muito grandes, são sugestivas de artropatias localizadas atípicas, como a condromatose sinovial, a doença articular por deposição de cristais e um quisto sinovial. [33]

IV. Falsa artropatia

Alguns pacientes apresentam os sinais e sintomas de desarranjo interno da articulação temporomandibular, mas a causa não é um distúrbio intra-articular. O exemplo mais comum é o dos pacientes que desenvolvem trismo após um bloqueio anestésico local do nervo alveolar inferior. O trauma no músculo e a formação de hematoma associada são a causa da limitação da abertura mandibular. A infeção dos espaços profundos da cabeça e do pescoço, bem como a fibrose por radiação, são também exemplos de uma falsa artropatia, que são comuns e fáceis de diagnosticar com base na história e na apresentação clínica. [33]

Falsa artropatia causada por neoplasia

Há alguns pacientes que apresentam sinais e sintomas de dor e limitação da amplitude de movimento mandibular, com uma história de tratamento de rotina de um distúrbio interno da articulação temporomandibular, que acabam por ser diagnosticados com um processo neoplásico. O clínico deve suspeitar de um processo neoplásico em doentes que apresentem sintomas da articulação temporomandibular com os seguintes sintomas

1. Perda de peso rápida recente

2. Défice do nervo craniano

3. Terapêutica não cirúrgica prolongada sem uma resposta típica ao tratamento em doentes que não tenham feito diagnóstico por imagem

4. Dor orofacial atípica e não bem localizada à articulação temporomandibular

O diagnóstico por imagem da cabeça e do pescoço (tomografia computorizada [TC] e ressonância magnética) é fundamental para estabelecer o diagnóstico. [33]

Quão comum é cada categoria etiológica

Devido ao facto de não ter sido utilizada por rotina uma classificação etiológica da doença da articulação temporomandibular, existe uma escassez de informação sobre a prevalência de cada categoria de artropatia. (TABELA 10) [33]

Inflammatory/degenerative arthropathy caused by joint overload	77%
Systemic arthropathy	13%
Localized atypical arthropathy	9%
False arthropathy	1%

TABELA 10; Prevalência de cada categoria de artropatia [33]

Factores biomecânicos na etiopatogénese do desarranjo interno

O fator etiológico mais comum no desenvolvimento de distúrbios internos é o traumatismo.

O macrotrauma, como uma pancada ou um golpe na face, pode resultar em lesão direta dos tecidos e desarranjos imediatos dos componentes da ATM. A entubação oral e os procedimentos dentários/cirúrgicos que impliquem uma abertura prolongada da boca ou forças excessivas, como as extracções difíceis, também têm tendência para causar lesões directas nos tecidos. Além disso, este tipo de traumatismo pode resultar no alongamento dos ligamentos, criando um laxismo interno da articulação, o que pode preparar a ATM para um desenvolvimento mais lento do desarranjo. Em condições fisiológicas normais, existe um equilíbrio nas articulações sinoviais entre a degradação e a reparação dos tecidos. Quando o equilíbrio é perturbado por um insulto mecânico, biomecânico ou inflamatório, o sistema interno de remodelação cartilaginosa pode falhar, resultando numa degradação acelerada dos tecidos. As alterações intrínsecas nos componentes da articulação podem induzir um desarranjo discal. [46]

O microtrauma pode ser outro fator etiológico no desenvolvimento de desarranjos internos. O microtrauma é definido como a aplicação de forças repetitivas prolongadas, como o cerrar de dentes ou o ranger de dentes. As forças repetitivas podem resultar em falha dos tecidos de várias formas. Quando a força está dentro dos limites fisiológicos, mas é aplicada à cartilagem articular que tem uma capacidade adaptativa reduzida, ou quando a força excede a capacidade adaptativa da cartilagem normal, pode iniciar-se a degeneração dos tecidos. [47]

Em condições fisiológicas normais, existe também um equilíbrio entre a formação de radicais livres e os mecanismos de neutralização. A carga mecânica da articulação pode resultar em hipoxia local. A reperfusão de células hipóxicas pode levar a um aumento explosivo de radicais livres. Estes radicais livres podem levar à degradação do ácido hialurónico, que é um componente importante do líquido sinovial. A degradação do ácido hialurónico, por sua vez, pode prejudicar a lubrificação da ATM. [48]

A lubrificação deficiente pode aumentar a fricção entre as superfícies dos diferentes componentes da articulação. Isto pode não só levar a aderências ou a um disco ancorado, mas também pode precipitar um desarranjo discal. Além disso, foi proposto que as aderências podem ser formadas por reticulação mediada por radicais livres do fibrinogénio e da fibronectina. [49]

O trauma indireto, tal como o relacionado com lesões por aceleração-desaceleração (whiplash) na ausência de um trauma direto na face, tem sido relacionado com sintomas de desordem temporomandibular (DTM). Um estudo prospetivo controlado indicou que 1 em cada 3 pacientes que sofreram acidentes de whiplash sem trauma direto na cabeça desenvolveram dor na ATM ou sintomas associados no prazo de 1 ano após o acidente, em comparação com 1 em cada 16 do grupo de controlo. Em contrapartida, um estudo prospetivo anterior demonstrou que não existiam diferenças entre os pacientes vítimas de whiplash e os controlos aos 6 meses relativamente à dor e ao estalido na ATM. [50]

FISIOPATOLOGIA DOS DISTÚRBIOS INTERNOS

O disco está lateral e medialmente ligado ao côndilo pelos ligamentos colaterais discais; assim, o movimento de translação na articulação só pode ocorrer entre o complexo côndilo-disco e a fossa articular. O único movimento fisiológico que pode ocorrer entre o côndilo e o disco articular é a rotação. O disco pode rodar sobre o côndilo em torno das fixações dos ligamentos colaterais discais aos pólos do côndilo. A extensão do movimento de rotação é limitada pelo comprimento dos ligamentos colaterais discais, bem como pela lâmina retrodiscal inferior, posteriormente, e pelo ligamento capsular anterior, anteriormente. A quantidade de rotação do disco no côndilo também é determinada pela morfologia do disco, pelo grau de pressão interarticular e pelo músculo pterigoide lateral superior, bem como pela lâmina retrodiscal superior. [51]

A sua morfologia (i.e., as bordas anterior e posterior mais espessas) proporciona uma caraterística de auto-posicionamento que, em conjunto com a pressão interarticular, o centra no côndilo. A apoiar esta caraterística de auto-posicionamento estão os ligamentos colaterais discais medial e lateral, que não permitem movimentos de deslizamento do disco sobre o côndilo. [51]

Fase inicial

Se a morfologia do disco for alterada e os ligamentos discais se alongarem, o disco pode então deslizar (transladar) sobre a superfície articular do côndilo. Este tipo de movimento não está presente numa articulação saudável. O grau de movimento discal é determinado pelas alterações que ocorreram na morfologia do disco e pelo grau de alongamento dos ligamentos discais. [51]

Os ligamentos não têm elasticidade e, por conseguinte, uma vez alongados, mantêm-se geralmente nesse comprimento. Uma vez que os ligamentos tenham sido alongados, a biomecânica da articulação é frequentemente alterada (muitas vezes permanentemente). Este conceito é verdadeiro para todas as articulações e deve ser apreciado na compreensão das alterações que ocorrem com a ATM. [51]

Mesmo com este alongamento, na posição normal da articulação fechada e durante a função, a pressão interarticular permite que o disco se posicione no côndilo e não se notam sintomas invulgares. No entanto, se houver alteração na morfologia do disco, como um afinamento da borda posterior, acompanhado de alongamento dos ligamentos discais, podem ocorrer alterações na função normal do disco. Uma vez que, na posição de articulação fechada, a lâmina retrodiscal superior não exerce grande influência na posição do disco, a tonicidade do músculo pterigóideo lateral superior incentivará o disco a assumir uma posição mais avançada no côndilo. [51]

Se a tração deste músculo for prolongada, ao longo do tempo o bordo posterior do disco pode tornar-se mais fino e o disco pode deslocar-se mais na direção anteromedial. No entanto, com a maior deslocação para o espaço discal, o côndilo fica posicionado no bordo posterior do disco. Esta situação é conhecida como deslocação do disco. A maioria dos doentes refere as deslocações do disco inicialmente como uma sensação momentânea de alteração durante o movimento, mas normalmente sem dor. Ocasionalmente, pode sentir-se dor quando o doente morde (um golpe de força) e ativa o pterigóideo lateral superior. Quando este músculo é puxado, o disco é deslocado ainda mais e a tensão no ligamento discal já alongado pode produzir dor na articulação. [51]

Quando o disco se encontra nesta posição mais avançada e medial, a função da articulação pode ficar um pouco comprometida. À medida que a boca se abre e o côndilo avança, pode ocorrer uma pequena distância de movimento de translação entre o côndilo e o disco até que o côndilo volte a assumir a sua posição normal na área mais fina do disco (zona intermédia). Depois de se ter deslocado sobre a superfície posterior do disco para a zona intermédia, a pressão interarticular mantém esta relação e o disco é novamente transportado para a frente com o côndilo durante a parte restante do movimento de translação. [51]

Após a conclusão do movimento completo para a frente, o côndilo começa a regressar e as fibras esticadas da lâmina retrodiscal superior ajudam ativamente a fazer regressar o disco com o côndilo à posição de articulação fechada. Mais uma vez, a pressão interarticular mantém a superfície articular do côndilo na zona intermédia do disco, não permitindo que a borda anterior mais espessa passe entre o côndilo e a eminência articular.

Uma vez na posição de articulação fechada, o disco é novamente livre de se mover de acordo com as suas ligações funcionais. A presença de tonicidade muscular encorajará novamente o disco a assumir a posição mais anteromedial permitida pelos anexos discais e pela sua própria morfologia. [51]

A caraterística importante desta relação funcional é o facto de o côndilo se deslocar através do disco até um certo ponto quando se inicia o movimento. Este tipo de movimento não ocorre numa articulação normal. Durante esse movimento, o aumento da pressão interarticular pode impedir que as superfícies articulares deslizem suavemente uma sobre a outra. O disco pode ficar colado ou ligeiramente dobrado, causando um movimento abrupto do côndilo sobre ele para a relação normal entre o côndilo e o disco. Este movimento brusco é frequentemente acompanhado por um estalido. Depois de a articulação ter estalado, a relação normal entre o disco e o côndilo é restabelecida e esta relação mantém-se durante o resto do movimento de abertura. Durante o fecho da boca, a relação normal entre o disco e o côndilo é mantida devido à pressão interarticular. No entanto, quando a boca está fechada e a pressão interarticular é menor, o disco pode ser novamente deslocado para a frente por tonicidade do músculo pterigoide lateral superior. Em muitos casos, se a deslocação for ligeira e a pressão interarticular for baixa, não se nota qualquer estalido durante esta nova deslocação. Este único estalido observado durante o movimento de abertura representa as fases iniciais da doença de desarranjo discal ou também chamada desarranjo interno. [51]

Deslocação do disco com redução

Se esta condição persistir, observa-se uma segunda fase de desarranjo. Como o disco é cronicamente reposicionado mais para a frente e medialmente pela ação muscular do pterigoide lateral superior, os ligamentos discais são ainda mais alongados. O posicionamento contínuo do disco para a frente também causa o alongamento da lâmina retrodiscal inferior. A acompanhar esta rutura está um adelgaçamento contínuo do bordo posterior do disco, o que permite que o disco seja reposicionado mais anteriormente, resultando num posicionamento mais posterior do côndilo no bordo posterior. As alterações morfológicas do disco na área onde assenta o côndilo podem criar um segundo estalido durante as fases posteriores do retorno do côndilo, imediatamente antes da posição de articulação fechada[51] Esta fase de desarranjo é designada por estalido recíproco. O clique recíproco é caracterizado da seguinte forma:

1. Durante a abertura mandibular, ouve-se um som que representa o côndilo a mover-se através da borda posterior do disco para a sua posição normal na zona intermédia. A relação normal entre o disco e o côndilo é mantida durante o restante movimento de abertura.

2. Durante o fecho, a posição normal do disco é mantida até o côndilo regressar a uma posição muito próxima da posição de articulação fechada.

3. À medida que se aproxima a posição de articulação fechada, a tração posterior da lâmina retro-discal superior diminui.

4. A combinação da morfologia do disco com a tração do músculo pterigóideo lateral superior permite que o disco deslize de volta para a posição deslocada mais anterior, onde o movimento começou. [51]

Este movimento final do côndilo através da borda posterior do disco cria um segundo som de clique, e assim o clique recíproco. O estalido de abertura pode ocorrer em qualquer altura durante esse movimento, dependendo da morfologia do disco-côndilo, da tração muscular e da tração da lâmina retrodiscal superior. O estalido de fecho ocorre quase sempre muito próximo da posição fechada ou intercuspídea. Quando o estalido ocorre durante os movimentos de abertura e fecho, a implicação clínica é que o disco está deslocado e a ser reposicionado para uma relação normal durante a abertura. Quando o disco é recolocado na sua posição normal, diz-se que está reduzido. Por conseguinte, esta condição é referida como uma deslocação do disco com redução. (FIGURA 15) [51]

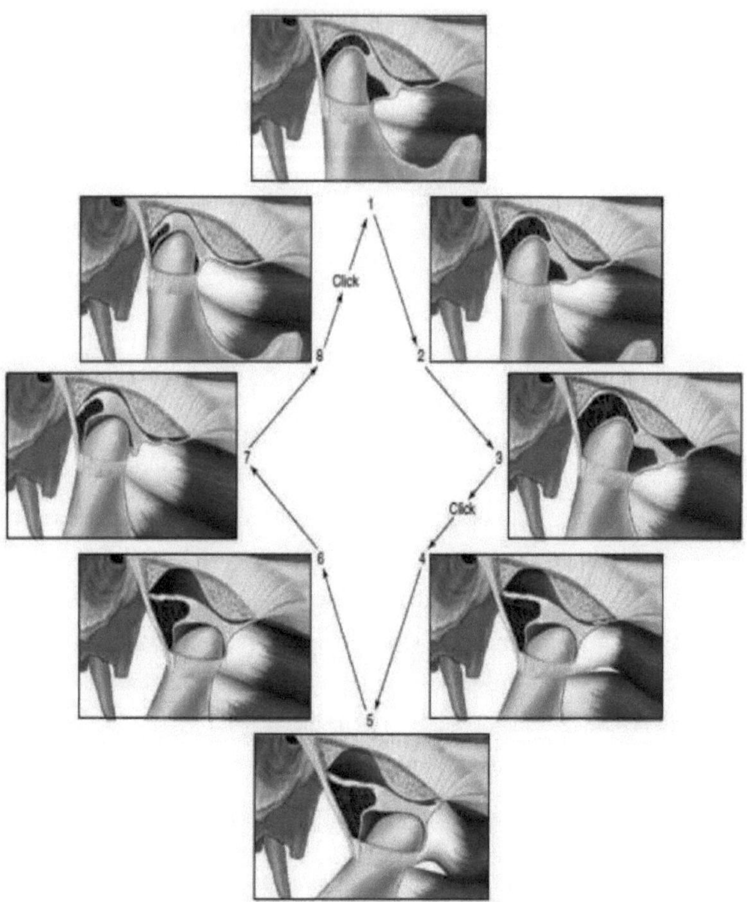

FIGURA 15; Deslocamento do disco com redução. Durante a abertura, o côndilo passa sobre o bordo posterior do disco para a área intermédia do disco, reduzindo assim o disco deslocado anteriormente, o que leva a uma captura ou bloqueio mecânico momentâneo[51]

Deslocação do disco com bloqueio intermitente

O disco é deslocado anteriormente pelos músculos, a lâmina retrodiscal superior está a ser ligeiramente alongada. Se esta condição se mantiver durante um período prolongado, a elasticidade da lâmina retrodiscal superior pode quebrar-se e perder-se. É importante lembrar que esta área é a única estrutura que pode aplicar uma força de retração no disco. Uma vez perdida essa força, não há mecanismo para retrair o disco posteriormente. O músculo pterigoide lateral superior não é o principal fator que influencia a deslocação medial anterior do disco.[51]

Tanaka identificou que os tecidos retrodiscais estão firmemente fixados no aspeto medial da fossa posterior, mas não no aspeto lateral. Isto sugere que o aspeto lateral do disco pode ser deslocado mais facilmente do que o medial, permitindo que a direção da deslocação do disco seja mais anteromedial. É provável que existam ainda outros factores que ainda não foram descritos. [52]

A localização mais comum do disco deslocado é numa direção medial anterior, provavelmente devido às forças direccionais do músculo pterigoide lateral superior sobre o disco. No entanto, o disco pode deslocar-se apenas anteriormente ou, em alguns casos, até lateralmente. Outro aspeto a considerar é que o disco inteiro pode não ser deslocado no mesmo grau. Em alguns casos, apenas o aspeto medial do disco é deslocado, sendo a parte restante mantida na sua posição normal. [51]

Quanto mais tempo o disco estiver deslocado anterior e medialmente, maior será o adelgaçamento do seu bordo posterior e maior será o alongamento do ligamento discal lateral e da lâmina retrodiscal inferior. Além disso, a deslocação anterior prolongada do disco leva a uma maior perda de elasticidade na lâmina retrodiscal superior. À medida que o disco se torna mais fino e plano, perde ainda mais a sua capacidade de se auto-posicionar no côndilo, permitindo um maior movimento de translação entre o côndilo e o disco. [53]

Quando isto ocorre, a pressão interarticular colapsa o espaço discal, prendendo o disco na posição anterior. Depois, a próxima translação completa do côndilo é inibida pela posição anterior e medial do disco. A pessoa sente a articulação a ser bloqueada numa posição fechada limitada. Uma vez que as superfícies articulares foram efetivamente separadas, esta condição é referida como uma deslocação total do disco. [51]

Um disco deslocado pode criar sons articulares, uma vez que o côndilo desliza sobre o disco durante a translação normal da mandíbula. Se o disco ficar totalmente deslocado, os sons articulares são eliminados, uma vez que não pode ocorrer derrapagem. Isto pode ser uma informação útil para distinguir uma deslocação parcial de uma deslocação total do disco. Alguns doentes com uma deslocação total do disco são capazes de mover a mandíbula em várias direcções laterais ou protrusivas para acomodar o movimento do côndilo sobre o bordo posterior do disco e a condição de bloqueio é resolvida. Se o bloqueio ocorrer apenas ocasionalmente e a pessoa conseguir resolvê-lo sem ajuda, é referido como uma deslocação do disco com bloqueio intermitente. À medida que os episódios de travamento ou bloqueio intermitente se tornam mais frequentes e crónicos, os ligamentos vão-se rompendo e perde-se a inervação. Além disso, a dor torna-se menos associada aos ligamentos e mais relacionada com as forças exercidas sobre os tecidos retrodiscais. [51]

Deslocação do disco sem redução

Esta condição ocorre quando a pessoa é incapaz de voltar a colocar o disco na sua posição normal no côndilo. A boca não pode ser aberta ao máximo porque a posição do disco não permite a translação completa do côndilo. Normalmente, a abertura interincisal inicial será de apenas 25 a 30 mm, o que representa a rotação máxima da articulação. Como apenas uma articulação fica normalmente bloqueada, a articulação com um disco deslocado sem redução não permite a translação completa do seu côndilo, enquanto a outra articulação funciona normalmente. Por isso, quando o doente abre bem a boca, a linha média da mandíbula é desviada para o lado afetado. Além disso, o doente é capaz de realizar um movimento lateral normal para o lado afetado (o côndilo do lado afetado apenas roda). No entanto, quando se tenta fazer o movimento para o lado não afetado, desenvolve-se uma restrição (o côndilo do lado afetado não consegue transpor o disco deslocado anteriormente) (FIGURA 16) [51]

A deslocação do disco sem redução também é designada por bloqueio fechado e, se o bloqueio fechado continuar, o côndilo ficará cronicamente posicionado nos tecidos retrodiscais. Estes tecidos não estão anatomicamente estruturados para aceitar a força, pelo que, à medida que a força é aplicada, surge uma grande probabilidade de os tecidos se romperem e sofrerem inflamação [54]

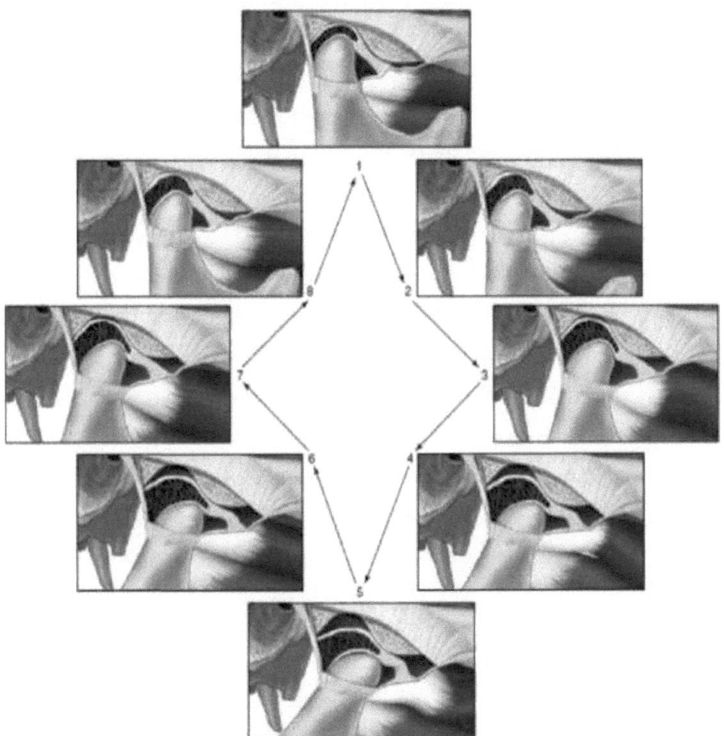

FIGURA 16; Deslocação do disco sem redução; o côndilo nunca assume uma relação normal com o disco, mas, em vez disso, faz com que o disco seja mantido à frente do côndilo, limitando a distância que pode transladar para a frente.[51]

Sinovite da ATM e citocinas inflamatórias

O revestimento sinovial da ATM em doentes com desarranjo interno (DI) ou osteoartrite (OA) da ATM revelou um aumento dos vasos capilares ou hiperemia e infiltração de células inflamatórias, tais como células T ou monócitos/macrófagos, tendo sido detectadas várias citocinas/quimiocinas no líquido sinovial durante a análise histopatológica. As citocinas pró-inflamatórias mais representativas no líquido sinovial de doentes com DTM são a IL-1beta e o TNF-alfa. Estas citocinas provocam a expressão de eicosanóides, quimiocinas e proteínas nos sinoviócitos da ATM. No entanto, ainda não está claro como é que a membrana sinovial estimulada com estas citocinas promove a progressão e a expansão da inflamação nos locais da ATM. [56]

A proteína quimioatrativa de monócitos-1 (MCP-1) é uma das principais quimiocinas induzidas pela migração de monócitos/macrófagos para locais de inflamação. As células semelhantes a sinoviócitos da ATM (TMJSCs) dos tecidos circundantes da ATM estimulam a produção de IL-1beta e a libertação de MCP-1, que se pensa estar envolvida nas fases iniciais da inflamação da ATM. Foi relatado que os sinoviócitos da ATM também aumentam a produção de MCP-1 por estimulação de IL-1beta. [2]

As interacções célula a célula entre as CTMs da ATM estimuladas por IL-1beta e os monócitos/macrófagos aumentam a produção de MCP-1 de uma forma dependente e independente do contacto célula a célula. Por conseguinte, é provável que a MCP-1 possa ser o principal fator que causa o início, a progressão subsequente e a cronicidade da inflamação na membrana sinovial da ATM. [2] **Adesão do disco**

A adesão discal apresenta-se como uma ligação fibrótica entre o disco e o côndilo ou o disco e a fossa. A incompatibilidade estrutural das superfícies articulares pode resultar de problemas entre as superfícies articulares das articulações. Numa articulação normal, as superfícies articulares são firmes e lisas e, quando lubrificadas com líquido sinovial, movem-se quase sem atrito umas contra as outras. No entanto, podem ocorrer alterações devido a uma lubrificação insuficiente ou ao desenvolvimento de aderências entre as superfícies. [51]

As aderências são consideradas como uma colagem temporária das superfícies articulares, enquanto as aderências são mais permanentes. Por vezes, podem desenvolver-se aderências entre as superfícies articulares, mesmo na presença de fluido suficiente. A carga estática da articulação pode ocorrer como resultado da hiperatividade muscular durante o apertamento que continua por um período prolongado, no entanto, a lubrificação pode esgotar-se e pode resultar na aderência das superfícies articulares. Quando a carga estática é finalmente interrompida e o movimento começa, é sentida uma sensação de rigidez na articulação até que seja exercida energia suficiente para quebrar as superfícies aderentes. Esta quebra de aderências pode ser sentida como um clique e denota o regresso imediato à amplitude normal do movimento mandibular. [51]

Os cliques devidos a aderências temporárias podem ser diferenciados dos cliques associados a deslocamentos do disco pelo facto de ocorrerem apenas uma vez após um período de carga estática. Após o clique único, a articulação fica lubrificada com lubrificação de contorno e é silenciosa durante a abertura e o fecho subsequentes. Com uma deslocação do disco, o clique é repetido durante cada ciclo de abertura e fecho. [51]

As aderências podem ocorrer entre o disco e o côndilo, bem como entre o disco e a fossa. Quando ocorrem no espaço articular inferior, o côndilo e o disco ficam colados, inibindo o movimento rotacional normal entre eles. Quando as aderências ocorrem no espaço articular superior, o disco e a fossa ficam colados, inibindo o movimento translatório normal e a distância interoclusal é de cerca de 25 a 30 mm. Esta condição é semelhante a uma fechadura fechada e um diagnóstico preciso é feito através de uma história cuidadosa. [51]

Tanto o macro como o microtrauma podem ser factores etiológicos significativos nos problemas de adesão da ATM. Quando o trauma altera as superfícies articulares, estas são desgastadas, levando a problemas de aderência. Geralmente, o trauma de boca fechada é o tipo específico de lesão que leva a aderências. Quando a mandíbula sofre um golpe com os dentes em oclusão, as principais estruturas que recebem a força do impacto são as superfícies articulares das articulações e os dentes. Outro fator etiológico das aderências é a hemartrose (hemorragia no interior da articulação). A presença de subprodutos do sangue parece fornecer uma matriz para as uniões fibrosas encontradas nas aderências. (FIGURAS 17 E 18) [51]

Mechanical Stress Beyond Adaptive Capacity of Tissues

Chronic - Repetitive   *Acute*

Microbleeding	Hemarthrosis
Inflammatory mediators	Fe deposition joint tissues
Cytokines	Free radicals
Hypoxia-reperfusion	Crosslinking of protein aggregates
Proteoglycan degradation	resistant to enzymatic degradation
Decreased lubrication	Low pH

Osteoarthritis ⟺ **Synovitis** ⟺ **Adhesions**

TMJ Pain & Decreased Mandibular Mobility

FIGURE 17; Dynamic model of pathogenic mechanisms leading to painful limitation of mandibular motion [42]

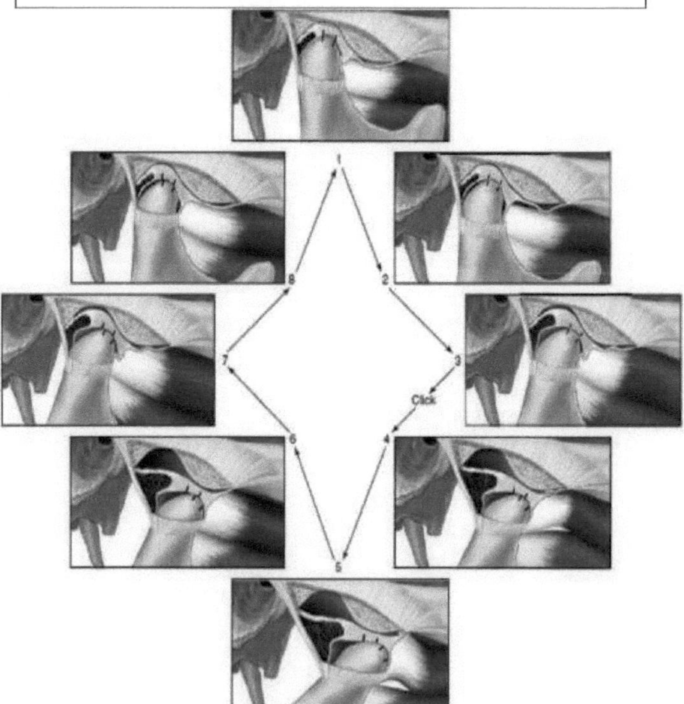

FIGURA 18; Aderências do disco;

Posição 1, as aderências (a laranja) entre o côndilo e o disco. Durante a abertura não ocorre rotação discal.

Na posição 3, a adesão é libertada, resultando num estalido e numa função normal a partir desse ponto. Não há estalido recíproco ou adicional, exceto se for seguido de um período de carga estática da articulação. [51]

<u>Relações entre dor na ATM e citocinas inflamatórias</u>

A dor associada à ATM no desarranjo interno (ID) ou na osteoartrite (OA) pode ser uma dor inflamatória após danos nos tecidos posteriores do disco, membrana sinovial e cartilagem. A dor inflamatória pode ser iniciada pela produção de mediadores inflamatórios, tais como prostaglandinas, leucotrienos, bradicinina e serotonina, que são libertados por células inflamatórias. Estes mediadores são produzidos a partir do ácido araquidónico pela ciclo-oxigenase (COX)-1 e COX-2 em locais inflamatórios. Para suprimir esta cascata de sinalização, podem ser utilizados medicamentos anti-inflamatórios não esteróides (AINE) para inibir as enzimas COX e, assim, impedir a produção de prostaglandinas e suprimir a dor da ATM. [57]

Embora tenham sido detectadas evidências destes mediadores inflamatórios nos tecidos sinoviais e no líquido sinovial de doentes com DI ou OA da ATM, ainda não é clara uma elucidação mais profunda das relações entre estes mediadores inflamatórios e a dor na ATM a nível celular e molecular. Por outro lado, a IL-1beta e o TNF demonstraram correlações evidentes entre o líquido sinovial de pacientes com DI ou OA e o nível de dor na ATM. No entanto, como a ID da ATM pode não apresentar sintomas, as associações entre as citocinas e os níveis de dor na ATM também permanecem mal compreendidas. O grau de inflamação na ATM parece ser importante para o desenvolvimento de dor ou sintomas. [2]

Outros biomarcadores, tais como proteases, factores de crescimento e proteoglicanos, foram detectados no líquido sinovial da ATM de pacientes com ID da ATM. No entanto, as correlações entre estes biomarcadores e a dor na ATM têm sido pouco estudadas; um relatório concluiu que a ativação da metaloproteinase-3 da matriz (MMP-3) no líquido sinovial da ATM é uma caraterística da dor na ATM. [58]

Um estudo relatou que a ativação de macrófagos/micróglia está envolvida no desenvolvimento de DTM dolorosa em ratos. Assim, a MCP-1 pode tornar-se um novo biomarcador da dor em doentes com DTM. [2]

Possibilidade de envolvimento de mecanismos moleculares desconhecidos na inflamação da ATM

Muitos grupos de estudo têm relatado o envolvimento da IL-1 beta na resposta inflamatória na ATM. A IL-1beta pode ser a citocina pró-inflamatória mais potente na patogénese da DTM. Um novo mecanismo de indução da inflamação, especialmente a secreção de IL-1beta e IL-18, a ativação do "inflamassoma", tem sido investigado em várias doenças, por exemplo, infecções, síndrome metabólica, doenças neurodegenerativas

doenças do foro cardiovascular. O inflamassoma é um complexo proteico citoplasmático que inclui uma proteína sensora, como a que está ausente na recetor semelhante ao melanoma 2 (AIM2), ALR, ou a família NLR [domínio de ligação aos nucleótidos (NBD) e contendo leucina-riqueza-repetição (LRR)], uma proteína adaptadora conhecida como proteína semelhante a uma mancha associada à apoptose que contém um domínio de ativação e recrutamento de caspase (ASC), e uma procaspase zimogénica[2]

Quando as células detectam estímulos específicos, a caspase-1 ativa passa do precursor da IL-1beta e da IL-18 para a forma madura da IL-1beta e da IL-18 no citoplasma. Consequentemente, a IL-1beta e a IL-18 são segregadas fora das células e evocam uma resposta inflamatória. Uma vez que a inflamação da ATM na ID e a OA da ATM são também inflamações estéreis, existe a possibilidade de o inflamassoma ser um alvo adequado de terapia na inflamação da ATM. Algumas experiências investigaram também o possível envolvimento do NLRP3, uma das proteínas sensoras do inflamassoma, na patologia da OA. [59]

MANIFESTAÇÕES CLÍNICAS

Existe uma correlação de quase 100% entre a presença da deslocação do disco e a presença de sinais e sintomas clínicos. Com exceção das situações em que a compensação clínica é quase total (casos subclínicos). O grau de expressão clínica de um caso é proporcional ao grau da condição patológica presente. Além disso, existe uma relação temporal direta com ambos os factores. [38]

> **A instabilidade mecânica** da articulação conduz ou induz uma inflamação aguda e crónica, pelo que os mecanismos mecânicos e fisiopatológicos dos sinais e sintomas inflamatórios parecem ser racionais e aceitáveis.

> **A dor** é o principal sintoma de apresentação. Em alguns casos, pode ocorrer um inchaço interno da fixação posterior e da zona bilaminar, suficiente para

deslocar a cabeça do côndilo ligeiramente para a frente da sua posição normal e resultar numa alteração aguda da oclusão. Este é um sintoma comum de inflamação aguda da articulação, que resulta em dor na zona da articulação com irradiação variável para o ouvido, zonas temporais e cervicais. Também se apresenta como sensibilidade na área da articulação e na musculatura associada. [38]

> **Cefaleia temporal**

> **Perturbações oclusais**; alteração da oclusão em casos agudos com um desvio estático da mandíbula para o lado oposto e incapacidade de aproximar os dentes posteriores do lado afetado.

> **Desvio e restrição do movimento mandibular**; Parece que as alterações inflamatórias da articulação induzem diretamente um espasmo muscular ou "esparadrapo". Não só se verifica uma perda de amplitude de movimento vertical, como também uma perda de translação para a frente do côndilo do lado afetado. O movimento de translação é extremamente sensível a qualquer alteração inflamatória, pelo que causa restrição de movimento, tanto vertical como lateral, com desvio dinâmico da mandíbula para o lado afetado na abertura; (38)

> Estalidos recíprocos, **associados a fases anteriores**; os sons recíprocos de estalidos e estalidos articulares são de intensidade suave e ocorrem no início do movimento de abertura e no final do movimento de fecho.

> **Apanhamento e bloqueio transitórios associados a casos de fase inicial-intermédia e intermédia**; à medida que o disco começa a sofrer hipertrofia reactiva e deformidade, o bordo posterior apresenta um maior obstáculo à translação. Os sons articulares aumentam de intensidade e são mais frequentes os travamentos e bloqueios transitórios (subluxações), uma vez que a cabeça do côndilo é impedida de avançar pelo bordo posterior do disco (fase inicial-intermédia) [38]

> **Bloqueios fechados, associados a casos de fase intermédia**; à medida que o processo degenerativo continua, o disco torna-se tão espesso e deformado que se apresenta essencialmente como uma massa deslocada, que bloqueia parcial ou totalmente o movimento do côndilo (fase intermédia). Pode haver um período variável de bloqueio intermitente, mas quando ocorre um bloqueio fechado completo, o côndilo fica preso atrás de um disco deformado e posicionado anteriormente, observa-se uniformemente que os sons articulares

desaparecem (sons articulares discretos do tipo estalido ou estalido)

> Crepitação fina e grosseira, associada a casos de fase intermédia-tardia e tardia; à medida que a progressão no tempo continua, são atingidas as últimas fases (intermédia-tardia e tardia). O crepitar e a restrição de movimentos tornam-se os achados clínicos dominantes. A dor é de intensidade variável. Na última fase, quando ocorre a perfuração do disco, os sons articulares (crepitação) são produzidos pelo movimento das superfícies articulares rugosas e erodidas que estão em contacto direto. [38]

> Má oclusão grave; em casos raros, as alterações degenerativas da remodelação são tão graves que ocorre o colapso da altura facial esquelética posterior (comprimento do ramo-côndilo mandibular), com consequente má oclusão progressiva e permanente (mordida aberta anterior).

O curso do distúrbio é ondulante. Os sintomas agudos e os episódios inflamatórios correspondentes estão provavelmente relacionados com a tensão recorrente da articulação e/ou com a instabilidade mecânica. Esta situação alterna com períodos de relativo equilíbrio clínico e parece que a inflamação crónica, juntamente com a alteração da função mecânica, conduz a uma degeneração gradual dos tecidos moles e duros. [38]

CAPÍTULO 6

DIAGNÓSTICO DE PERTURBAÇÕES INTERNAS

1. Exame clínico

Uma abordagem sistemática em relação ao exame clínico e ao diagnóstico é importante para alcançar um resultado de tratamento bem sucedido a longo prazo. O exame clínico tem como objetivo identificar quaisquer anomalias na saúde e função normais do sistema mastigatório. O exame deve começar pela ATM, pelos músculos da mastigação e por outras estruturas não mastigatórias. Além disso, também deve ser efectuado um exame macroscópico dos nervos cranianos, olhos, ouvidos, glândula parótida e região cervical. [60]

Historial do doente

Uma boa história clínica é essencial para o diagnóstico exato de qualquer perturbação da ATM, incluindo o desarranjo interno. Devem ser colocadas ao doente perguntas sobre o início e a evolução do problema, que podem revelar sintomas clássicos de estalido ou "popping" da articulação, indicando uma deslocação do disco com redução, ou uma história de estalido da articulação em que se nota que o estalido desaparece subitamente e, ao mesmo tempo, se desenvolve uma abertura limitada da boca e dor, o que indica uma progressão para uma deslocação do disco sem redução. Mesmo a recolha de informações sobre os factores iniciais é útil para identificar a etiologia subjacente (traumatismo ou parafunção).

Pode ser feita uma diferenciação crítica relativamente à dor com origem na articulação quando a dor é localizada na área pré-auricular, em comparação com a dor muscular que é mais generalizada. Problemas com outras articulações, tais como dor ou laxidez, podem sugerir artrite sistémica ou mesmo doenças como a síndrome de Ehlers-Danlos. [21] **Ergonomia para o doente e o operador**

A anamnese é sempre efectuada com o paciente sentado numa posição vertical. O procedimento de exame para a análise funcional manual da articulação temporomandibular é efectuado de três formas diferentes[61] (QUADRO 11)

Posição do doente	Posição do operador	Vantagem	Desvantagem
Posição semi-reclinada, encosto com angulação de	Na vertical e atrás do doente	Confortável para um doente que não pode deitar-se em	Nulo

45		posição supina devido a um problema de saúde geral	
Em decúbito dorsal	Na vertical e atrás do doente	Facilidade para operadores de baixa estatura	Uma cadeira de dentista não pode ser elevada para os médicos mais altos
Em decúbito dorsal	Sentado (variação mais eficaz)	Mais confortável para o exame de tecidos específicos	Nulo

TABELA 11; Posição do paciente e do operador para o exame da ATM.[60]

Inspeção da ATM

A inspeção deve começar por observar qualquer alteração percetível da anatomia e da cor da pele na região pré-auricular. Verificar a presença de qualquer inchaço, eritema ou deformação. Outros parâmetros a observar são a assimetria facial, a atrofia/hipertrofia facial, o desvio do queixo ou a restrição/redução da abertura da boca. O exame intra-oral deve incluir a oclusão, a atrição, contactos oclusais inadequados devido a supra-erupções

e quaisquer restaurações ou próteses defeituosas. Além disso, as anomalias dos tecidos moles na mucosa gengival, bucal, palatina e labial também devem ser registadas para completar o exame oral. [62]

Exame intra-oral

O fator mais importante a avaliar é a relação cêntrica e a oclusão. Um desvio de 2 mm da mandíbula da relação cêntrica para a máxima intercuspidação é considerado normal. A avaliação da estrutura dentária para detetar a presença de qualquer perturbação funcional é essencial. A presença de pontos altos, restauração/prótese defeituosa ou supra-erupção deve ser registada e corrigida. [60]

Mobilidade dos dentes: A mobilidade pode ocorrer devido a periodontite ou trauma de oclusão (TFO). O TFO primário pode causar forças oclusais maciças que excedem a resistência de um periodonto saudável. O TFO secundário leva a forças oclusais regulares que excedem a resistência de um periodonto doente. [60] (FIGURA 20)

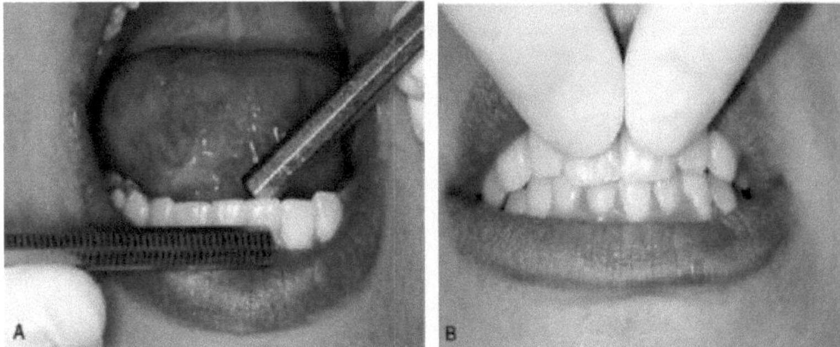

FIGURA 20; Teste de mobilidade dentária. A. A utilização de duas pegas de espelho para aplicar força a um dente pode ajudar a determinar a mobilidade. B. Colocar os dedos na superfície vestibular dos dentes anteriores superiores do paciente enquanto este oclui sobre os dentes posteriores pode ajudar a determinar a presença de trauma oclusal nos dentes anteriores. [63]

Desgaste dentário: O exame das facetas de desgaste do dente deve ser efectuado, uma vez que o desgaste dentário é uma causa comum de perturbação funcional no sistema mastigatório. Se a relação cêntrica estiver próxima da máxima intercuspidação, trata-se de desgaste funcional. No entanto, se for assumida uma posição excêntrica, a causa é mais frequentemente devida a atividade parafuncional. A atrição, a inclinação da língua e o sulco da bochecha na linha oclusal são os sinais observados em pacientes com hábitos parafuncionais. Essas características são devidas à pressão dos tecidos moles contra os dentes durante a parafunção. [60] (FIGURA 21)

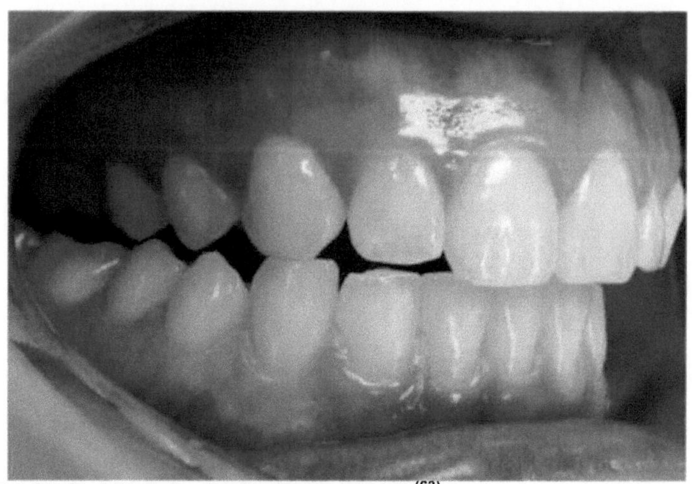
FIGURA 21; Padrão típico de desgaste dentário[63]

Deslocamento da linha média Observa-se o caminho percorrido pela linha média mandibular durante o MMO. Deve ser um trajeto linear durante a abertura da boca, o que implica que ambas as articulações se movem sincronizadamente. Podem ser observados dois tipos de alterações no deslocamento da linha média.

Desvio: Um deslocamento na linha média durante a abertura da boca que desaparece com a continuação da abertura é conhecido como desvio, por exemplo, como nos casos de deslocamento do disco com redução (DDwR). A mandíbula move-se em linha reta na primeira fase do movimento e desvia-se lateralmente no final da abertura máxima da boca, por exemplo, como nos casos de deslocamento do disco sem redução (DDwoR).

Deflexão: Deflexão da linha média durante a abertura da boca que não desaparece com uma abertura máxima[60] (FIGURA 22)

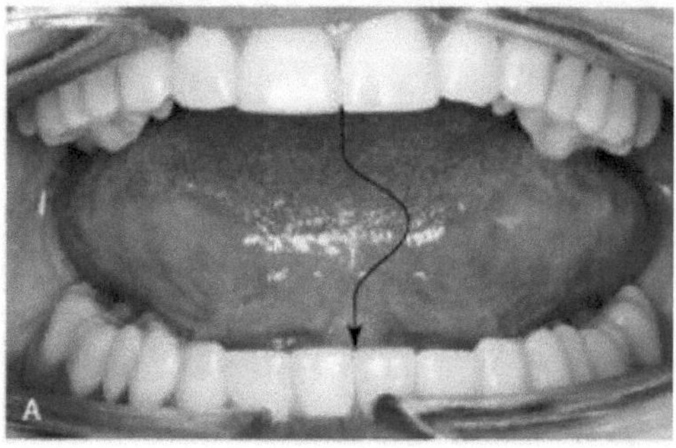

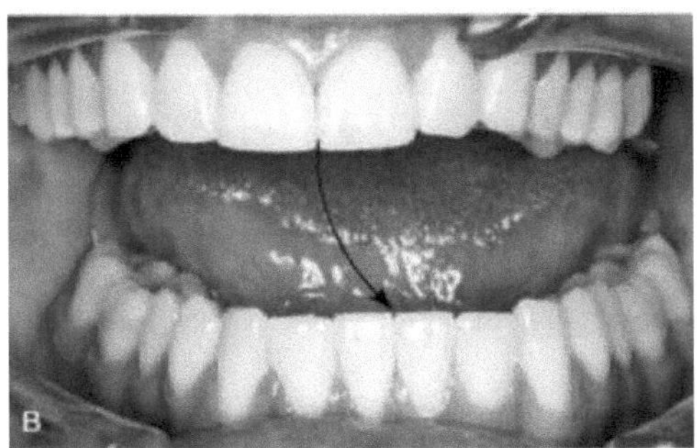

FIGURA 22; Alterações na via de abertura.

A. Desvio. A via de abertura está alterada, mas regressa a uma relação normal na linha média na abertura máxima.

B. Deflexão. A via de abertura é deslocada para um lado e torna-se maior com a abertura. Na abertura máxima, a linha média é desviada para a sua maior distância.[63]

Restrição da abertura da boca: A limitação do movimento mandibular pode ser causada por dois factores principais:

1. Dor nos músculos associados/TMJ-extraoral de origem intra-capsular.

2. Obstrução física ao movimento.

Fonte extra-capsular

O espasmo dos músculos elevadores causa a restrição da abertura da boca, mas não a restrição dos movimentos laterais e protrusivos. Nesta condição, o doente pode abrir a boca lentamente, mas com dor amplificada. Pode haver uma deflexão evidente durante a abertura da boca. A localização do músculo que causa a restrição orienta a direção da deflexão. Se o músculo restritivo for lateral à articulação (masseter), a deflexão será para o lado ipsilateral. Se o espasmo muscular for medial à articulação (pterigóideo medial), a deflexão será para o lado contralateral. [60] Origem Intra-Capsular

Estes estão associados a desarranjos discais e a deflexão da mandíbula é para o lado afetado. A abertura da boca é limitada a 25-30 mm, para além dos quais é dolorosa e não é possível abrir mais a boca, não só devido à dor, mas também devido a interferências estruturais. [60]

Palpação da ATM

A palpação da ATM pode ser efectuada por vários métodos:

Palpação lateral: As pontas dos dedos de ambas as mãos devem ser colocadas sobre os aspectos laterais da ATM bilateralmente e palpadas quanto a sensibilidade, estalido/pop durante movimentos mandibulares estáticos e protrusivos/laterais. O pólo lateral do côndilo deve ser palpado com uma abertura inicial da boca de aproximadamente 20 mm. Em seguida, deve pedir-se ao doente que abra a boca o mais possível para avaliar a área na profundidade da depressão atrás dos côndilos. Com a ponta do dedo colocada na depressão com a abertura máxima da boca, puxar para a frente para carregar o aspeto posterior do côndilo. [64] (FIGURA 23)

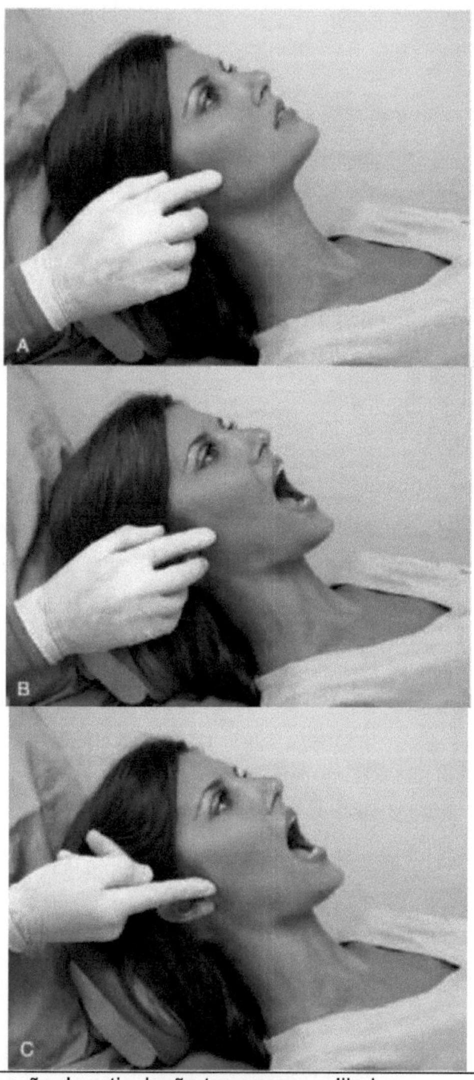

FIGURA 23; Palpação da articulação temporomandibular.

A. Aspeto lateral da articulação com a boca fechada.
B. Aspeto lateral da articulação durante a abertura e o fecho.
C. Com a boca totalmente aberta, o dedo é movido para trás do côndilo para palpar o aspeto posterior da articulação. [63]

<u>Palpação intra-auricular</u>: Enquanto se coloca o dedo mindinho no meato auditivo externo e se aplica uma ligeira pressão anterior, o doente é instruído para abrir e fechar a boca. Este procedimento ajuda a identificar a dor na zona bilaminar do disco e no aspeto posterior da cápsula Amplitude de movimento (ADM) [64]

A ADM deve ser verificada antes da palpação, uma vez que o aumento da ADM pode agravar a dor na articulação e nos músculos mastigatórios. É medida pela distância entre o bordo incisal dos incisivos centrais superiores (IC) e o bordo incisal do IC mandibular. Pede-se ao doente que abra bem a boca até ao primeiro momento de dor. A distância entre os bordos incisais dos dentes anteriores é medida, e esta distância inter-incisal é conhecida como a abertura máxima confortável da boca. Pede-se então ao doente que continue a abrir a boca, apesar da dor. Esta medida inter-incisal é designada por abertura máxima da boca (MMO). O intervalo normal da MMO é de 40-45 mm. [64] (FIGURA 24)

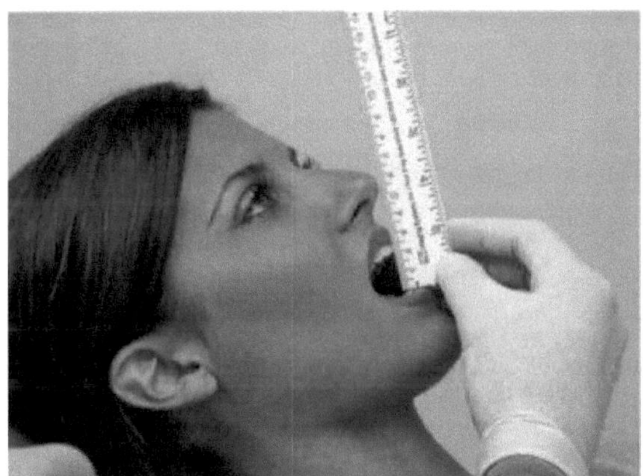

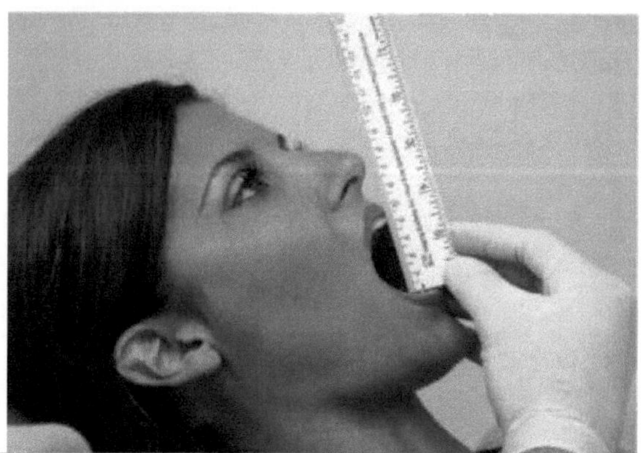

FIGURA 24 ; Medição da abertura da boca.

A. Abertura máxima confortável da boca; pede-se ao doente que abra a boca até sentir dor e, nessa altura, mede-se a distância entre os bordos incisais dos dentes anteriores.

B. Abertura máxima da boca; pede-se ao doente que abra a boca o mais possível, mesmo na presença de dor.[63]

Os movimentos laterais são medidos dando instruções ao doente para mover a mandíbula o mais possível para um lado, e os movimentos laterais são registados. Por conveniência, é medida a distância entre a linha média maxilar fixa e a deslocação da linha média mandibular na excursão lateral. Qualquer movimento lateral inferior a 8 mm sugere um movimento restrito. O movimento protrusivo pode ser obtido instruindo o paciente para fechar em posição cêntrica e deslizar o maxilar inferior o mais para a frente possível. O overjet também pode ser registado. Os movimentos protrusivos são registados somando estas duas leituras e são considerados restritos se forem inferiores a 7 mm. [60] (FIGURA 25)

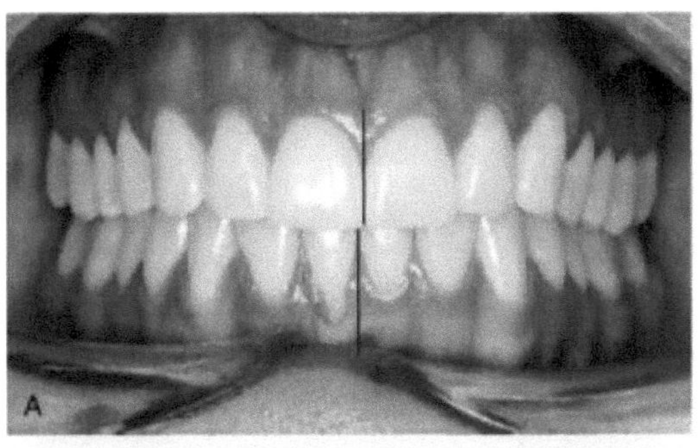

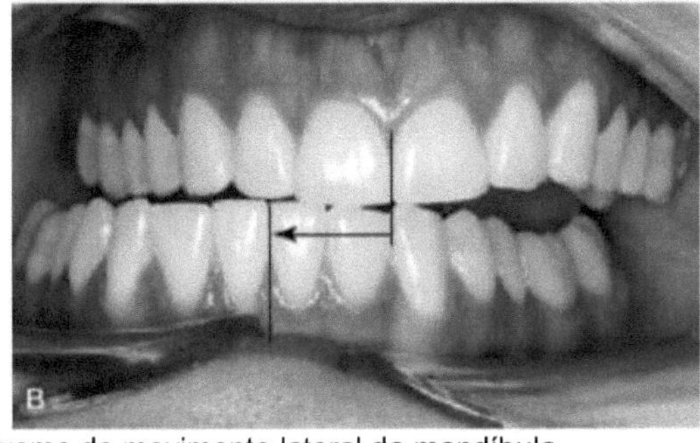

FIGURA 25; Exame do movimento lateral da mandíbula.
A. O doente é observado na posição máxima intercuspídea e a área do incisivo mandibular diretamente abaixo da linha média entre os incisivos centrais maxilares é anotada.
B. O paciente faz, primeiro, um movimento laterotrusivo máximo à esquerda e, depois, um movimento laterotrusivo máximo à direita, e a distância que a marca se deslocou da linha média é medida. Isto revelará a distância que a mandíbula se moveu em cada direção/)[63]

<u>Sensação final</u> Para examinar esta sensação, o examinador coloca os dedos, cruzando o polegar e o indicador entre os incisivos superiores e inferiores do paciente e aplica uma força suave para aumentar passivamente a distância inter-incisal. A sensação de extremidade pode ter uma das quatro características: macia, dura, arredondada ou óssea. A "sensação final" é sentida pelo examinador, no final de um movimento passivo da ATM. Pode descrever as características do movimento articular restringido. Se a abertura passiva da mandíbula causar dor, a sensação final não deve ser utilizada como um auxiliar de diagnóstico para verificar a restrição da abertura da boca. As limitações de movimento não dolorosas podem ser diferenciadas com a sensação final após o movimento passivo. [60] (FIGURA 26)

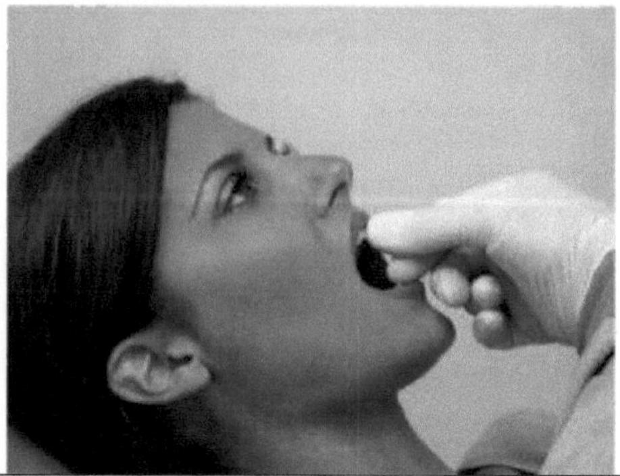

FIGURA 26; Exame de toque final da ATM[63]

Som conjunto

Os sons articulares são classificados como click/pop e as crepitações são melhor avaliadas com um estetoscópio, auscultando a região pré-auricular. (QUADRO 12) O exame é efectuado pedindo ao doente para abrir e fechar a mandíbula até à oclusão completa. Se se notar um estalido ou uma crepitação, o doente é instruído para se projetar e repetir a abertura e o fecho. Muitas vezes, os sons desaparecem na posição protruída. Também pode ser utilizado equipamento mais sensível, por exemplo, Doppler, para verificar o ruído da ATM. [65]

Clique: Um "clique" é um som único de curta duração. Um som de clique mais alto é conhecido como "pop". O clique e o estalido estão mais frequentemente relacionados com a deslocação do disco com redução. [65]

Crepitação: A crepitação é um som semelhante a um cascalho múltiplo, também descrito como rangido. Está normalmente relacionada com a rugosidade da superfície articular, que pode ser secundária a perfuração do disco, osteoartrite, deslocamento crónico do disco sem redução ou poliartrite. A crepitação pode ser sentida colocando as pontas dos dedos sobre a face lateral da articulação durante os movimentos mandibulares. [66]

Exames quando a crepitação é sentida para o diagnóstico clínico

(a) <u>Teste clínico da superfície articular</u>: Para este teste, o examinador deve estar na posição de 12 horas, colocando dois dedos sobre cada côndilo. O doente é instruído a fazer uma protrusão da mandíbula e, em seguida, a fazer uma abertura máxima da mandíbula a partir da posição protruída. Durante este movimento, devem ser registados sons de crepitação ou dor, ou ambos. Quando o crepitar está presente durante a protrusão, é proveniente das superfícies articulares temporais; no entanto, quando é sentido durante a abertura da mandíbula, é proveniente das superfícies condilares. [62]

(b) <u>Teste de compressão dinâmica</u>: Colocam-se dois dedos sob o ângulo da mandíbula e aplica-se uma ligeira pressão no sentido superior, enquanto o doente é instruído para fazer uma protrusão da mandíbula e abrir bem a boca. Em condições fisiológicas, não se sente crepitação nem dor. Se estiver presente durante a protrusão, deve-se a alterações osteoartríticas da parte temporal da superfície articular ou a alterações da superfície condilar. Em caso de osteoartrose, haverá presença de crepitação mas com ausência de dor. [62]

(c) <u>Translação dinâmica</u>: Uma mão deve estabilizar a cabeça do doente colocando-a contra o pescoço e o polegar é colocado em linha com o ângulo da mandíbula. A outra mão deve apoiar a testa do lado contralateral. Quando uma força é aplicada pelo polegar medialmente em direção ao ângulo da mandíbula contralateral, resulta numa translação medial de um côndilo e numa translação lateral do outro côndilo. O teste de translação dinâmica é repetido com movimentos activos, ou seja, com a abertura ampla da mandíbula e com movimentos protrusivos tanto do lado direito como do lado esquerdo.

• Adaptação: Ausência de crepitação ou dor durante os movimentos activos e os testes dinâmicos.

• Compensação (ausência ou diminuição da capacidade de adaptação): Crepitação ou dor apenas durante os testes dinâmicos.

- Descompensação (incapacidade de compensar a carga articular durante a função): Crepitação ou dor durante os movimentos activos e durante os testes dinâmicos. [62]

Tipo	Carácter	Significado clínico
Clique inicial	A articulação estala no momento em que a abertura da boca começa	Indicativo de côndilo retruído em relação ao disco.
Clique no terminal	O clique ocorre no final do movimento quando o côndilo se deslocou demasiado para a frente em relação ao disco, na abertura máxima da mandíbula	Indicativo de irregularidade periférica do disco articular ou de irregularidade da superfície condilar.

| Clique intermédio | Todos os outros sons, com exceção dos dois anteriores, são intermédios | Indicativo de irregularidade das superfícies condilares e/ou do disco articular/sincronia perturbada do complexo discôndilo |
| Clique recíproco | Ocorre durante a abertura e o fecho devido a uma incoordenação entre o côndilo e o disco | Ocorre em desarranjos internos ou perturbações discais. |

TABELA 12; Variação do som de estalido na ATM [60]

Exame dos músculos

A função normal ou a palpação de um músculo saudável raramente provoca dor. A dor é sentida num músculo não saudável/comprometido, causada por traumatismo ou fadiga. O exame de vários músculos ajuda a localizar a dor muscular e a sensibilidade e é feito por palpação digital ou por manipulação funcional (contracções isométricas). Os músculos que podem ser diretamente palpados são o temporal, o masseter, o genio-hióideo, o digástrico, o esternocleidomastóideo, o trapézio e os músculos cervicais posteriores. A manipulação funcional é preferida para os pterigóides medial e lateral, uma vez que não são facilmente palpáveis.

A palpação é efectuada utilizando a superfície palmar do dedo médio, enquanto o indicador e o indicador são utilizados para testar as áreas circundantes. Além disso, deve ser realizada perpendicularmente à direção das fibras musculares para a deteção de lesões em diferentes camadas do músculo. Deve ser aplicada uma pressão firme sobre a região, com os dedos a comprimir os tecidos adjacentes num pequeno movimento circular. Deve ser aplicada uma única pressão firme de aproximadamente 40 N/cm^2 durante 1 ou 2 segundos, enquanto a palpação e a resposta do doente devem ser registadas. (Se dói ou se é apenas incómodo)

A palpação deve começar pelos músculos temporais, ATM, masseter, lateral/anterior do pescoço e depois por outras estruturas. Quando um músculo é palpado, a resposta do paciente pode ser registada numa das quatro categorias[60] (QUADRO 13)

Pontuação	Natureza da dor muscular
0	Sem dor/tensões
1	Ligeira sensibilidade/dor
2	Dor/desconforto definitivo
3	Apresentar uma ação evasiva/olhar lacrimejante/informação verbal para não efetuar a palpação devido à dor

TABELA 13 Escore de dor para dor muscular associada à ATM[60]

Podem ser utilizadas três técnicas de palpação para fornecer várias intensidades de estimulação:

1. Palpação não específica num local pré-determinado
2. Palpação de um ponto de gatilho
3. Palpação firme e sustentada dos pontos de gatilho

Músculo Temporal

O temporal está dividido em três áreas funcionais e cada área é palpada de forma independente. Após a palpação das três unidades funcionais do músculo temporal, a resposta/ponto de gatilho deve ser identificada e anotada O tendão do temporal é palpado com um dedo de uma mão na borda anterior do ramo intra-oralmente e um dedo da outra mão extra-oralmente. O dedo intra-oral deve ser movido para cima da borda anterior do ramo até que o processo coronoide e o tendão sejam palpados. Pede-se ao doente que comunique qualquer desconforto ou dor, uma vez que a dor do tendão é por vezes referida ao músculo temporal. [60] (FIGURA 27)

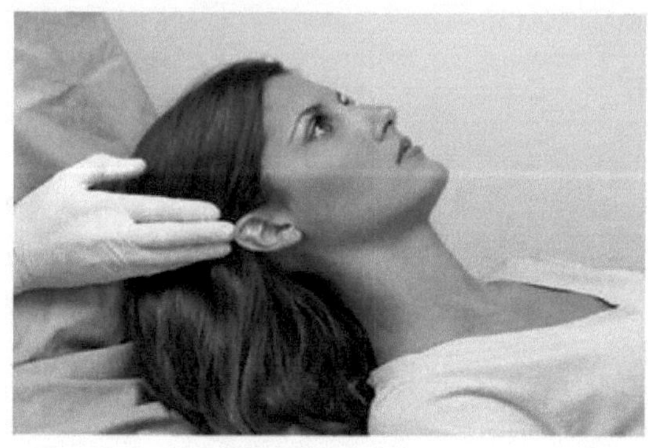

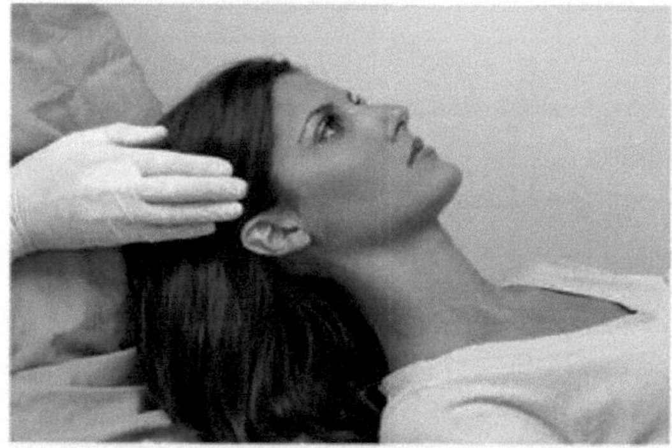

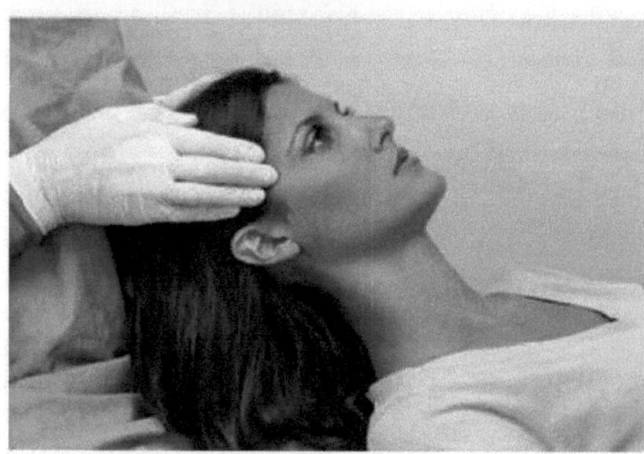

FIGURA 27; Palpação da região posterior, média e anterior do temporal. [63]

Músculo masseter

A extensão do músculo masséter pode ser identificada instruindo o paciente a cerrar os dentes, o músculo torna-se robusto e pode ser facilmente palpado na região ramal lateral da mandíbula. É palpado nas suas ligações superior e inferior. Os dedos devem ser colocados em cada arco zigomático imediatamente anterior à ATM e depois passados para a fixação inferior na borda inferior do ramo. [60] (FIGURA 28)

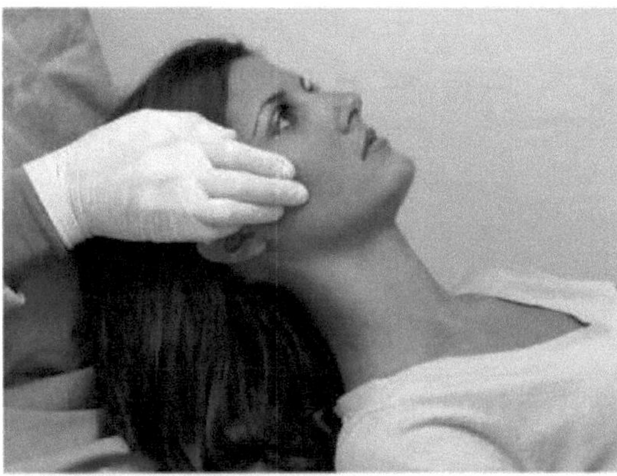
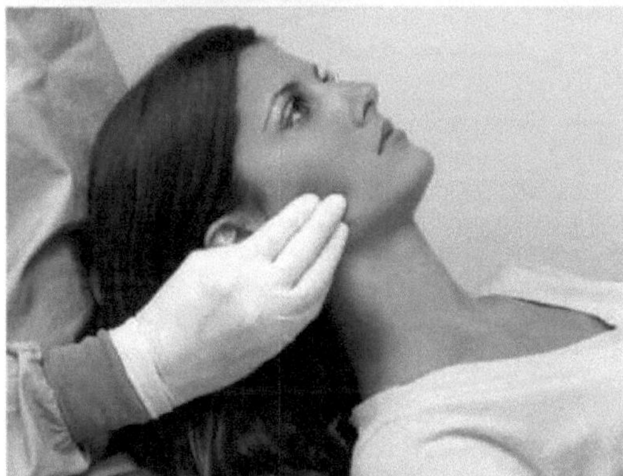

FIGURA 28; Palpação dos anexos zigomático e mandibular do masseter [63]

Músculo genio-hióideo

O dedo indicador da mão que efectua a palpação deve ser colocado no pavimento da boca paralelamente ao eixo longo do músculo genio-hióideo, com a mão oposta a apoiar o pavimento da boca extra-oralmente. A palpação é efectuada em ângulos rectos em relação ao trajeto das fibras musculares. [60]

Músculo digástrico

(a) <u>Ventre anterior do digástrico</u>: O dedo indicador palpador deve ser colocado extra-oralmente paralelo e diretamente ao lado do músculo. O dedo deve fazer um movimento de rolamento em direção ao plano mediano. Além disso, a deglutição facilita a localização do músculo.

(b) <u>Ventre posterior do digástrico:</u> O ventre posterior é palpado colocando o dedo atrás do ângulo da mandíbula, diretamente sobre o músculo. [60]

Esternocleidomastoideu

O esternocleidomastóideo é palpado bilateralmente desde a sua inserção na mastoide, e ao longo do seu comprimento, até à sua origem na clavícula. Qualquer desconforto sentido pelo doente durante o procedimento é registado. Os pontos de gatilho devem ser registados, uma vez que podem causar dor referida à região da ATM, aos músculos cervicais posteriores e a outras estruturas. Estes músculos não estão diretamente envolvidos funcionalmente, mas podem ser sintomáticos nas DTMs. A palpação deve começar bilateralmente a partir da área occipital na origem destes músculos. Os dedos são movidos para baixo ao longo do comprimento dos músculos até à região cervical. [60] (FIGURA 29)

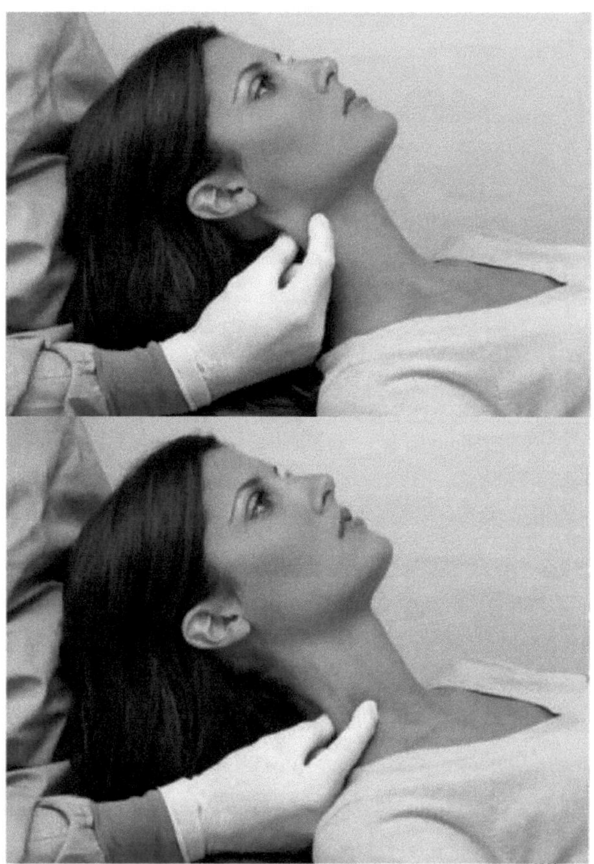

FIGURA 29; palpação do esternocleidomastóideo [63]

Pterigoide medial

O músculo é palpado fazendo deslizar o dedo indicador ligeiramente para trás do local de inserção tradicional para uma injeção alveolar inferior, até o músculo ser sentido e pressionado lateralmente. Se houver sensibilidade, pode ser gerada dor referida através da aplicação de uma pressão sustentada mais forte. [60]

Pterigoide lateral

Aplicar a pressão digital ao longo do lado lateral do rebordo alveolar maxilar até à região mais posterior do vestíbulo. Palpar pressionando na direção superior, medial e posterior. Se houver sensibilidade, pode ser gerada uma dor referida através da aplicação de uma pressão sustentada mais forte. [60] **Pontos de gatilho**

São normalmente nódulos localizados, firmes e hiperirritáveis de sensibilidade pontual no interior do músculo e podem estar activos ou latentes. São mais sensíveis do que o músculo circundante. Os pontos de gatilho activos são áreas hipersensíveis específicas no tecido muscular que provocam dor espontaneamente. Os pontos-gatilho latentes são palpáveis, mas a dor não é provocada espontaneamente durante o exame físico. Após a identificação dos pontos de gatilho, deve ser aplicada uma pressão suave e sustentada nestes locais até ao limite da tolerância do doente, mantendo a pressão aplicada durante pelo menos 5 segundos para provocar dor. Isto irá gerar uma dor intensa no músculo que pode ultrapassar a estrutura e pode, ocasionalmente, causar dor referida em locais distantes. (60)

Dor referida

A dor sentida fora dos limites anatómicos dos músculos, desencadeada durante a palpação dos músculos da mastigação, é designada por dor referida. Três músculos causam dor referida aos dentes. A chave para distinguir a dor dentária da dor referida é a provocação local do dente doloroso que não aumenta os sintomas na dor referida

O músculo temporal causa dor referida aos dentes maxilares, o masseter refere dor aos dentes posteriores maxilares e mandibulares e o ventre anterior do músculo digástrico refere dor aos dentes anteriores mandibulares. [60]

Manipulação funcional

Os músculos pterigóides medial e lateral podem ser palpados funcionalmente. A palpação funcional baseia-se no princípio de que, quando um músculo fica fatigado e sintomático, uma função adicional pode provocar dor. Durante a manipulação funcional, cada músculo é contraído e depois esticado. Ambas as actividades aumentarão a dor se o músculo for a sua fonte. Para distinguir entre uma perturbação intra-capsular e uma dor muscular, é necessário considerar cinco testes. [60] (TABELA 14.)

Função	Músculo pterigóideo medial	Pterigoide lateral inferior	Pterigoide lateral superior	Doença intracapsular
Abertura alargada	Dor aumentos	A dor aumenta (ligeiramente)	Sem dor	Dor aumentos
Saliente contra a resistência	A dor aumenta (ligeiramente)	A dor aumenta	Sem dor	Dor aumentos
Apertar os dentes	Dor aumentos	A dor aumenta	Dor aumentos	Dor aumentos
Clenchingon separador (unilateralmente)	Dor aumentos	Sem dor	Dor aumentos	Sem dor (pode referir dor)
Protrusão contra resistência com separador unilateral	A dor aumenta (ligeiramente)	A dor aumenta	A dor aumenta (ligeiramente)	Sem dor (pode referir dor)

QUADRO 14; Teste de manipulação funcional[60]

II. **Bloqueio anestésico local para diagnóstico**

Em casos complexos em que a história e o exame não conseguem confirmar claramente a dor com origem na própria articulação, ou em casos que tenham sido submetidos a cirurgias anteriores na ATM, ou em doentes com dor crónica, um bloqueio do nervo auriculotemporal e a injeção de anestésico local no espaço articular superior são muito úteis e podem demonstrar a quantidade de dor com origem na articulação. Com o doente em oclusão, a agulha é inserida e avançada até entrar em contacto com o colo do côndilo posterior, onde é injectada metade do carpule de anestésico (normalmente mepivacaína a 3%) como bloqueio do nervo auriculotemporal. O doente abre então a boca e a agulha é avançada superiormente para contactar a vertente posterior da eminência articular, sendo o restante anestésico depositado no espaço articular superior. A pontuação da dor do doente antes é comparada com a pontuação da dor 10-15 minutos após a injeção. Qualquer porção de dor que tenha sido resolvida tem, muito provavelmente, origem na articulação. Isto é útil para determinar se a cirurgia está indicada e também para proporcionar ao doente expectativas realistas em relação à dor pós-operatória. [21]

III. Radiologia

O objetivo da imagiologia da ATM é avaliar as estruturas articulares, definindo a extensão da doença e monitorizando a progressão e as alterações pós-tratamento. Os critérios de seleção incluem a probabilidade de patologia dos tecidos duros/mole, a disponibilidade de equipamento de imagiologia, factores financeiros, quantidade de dose de radiação e condições fisiológicas ou sistémicas relacionadas do doente.[67]

Imagiologia de tecidos duros da ATM

Imagens convencionais As radiografias 2D, que utilizam filmes simples, têm sido bem utilizadas para avaliar a ATM, exemplificando apenas as partes mineralizadas da articulação. Não fornece muita informação sobre os componentes não mineralizados, como a cartilagem, os componentes dos tecidos moles e para diagnosticar o derrame inflamatório da articulação. As alterações ósseas na ATM não são frequentemente detectadas, a menos que se perca uma quantidade significativa de conteúdo mineral ósseo. Apesar das amplas limitações, várias técnicas de imagem 2D têm sido utilizadas para obter imagens da ATM usando várias projecções. [67]

1. Vista de Towne Reverse (Boca Aberta)

A projeção reversa de Towne é uma vista póstero-anterior e é uma técnica de imagem preferida para avaliar côndilos bilaterais para localização de fracturas e deslocação anteromedial. A visualização dos pólos medial e lateral do côndilo pode ser conseguida dirigindo o feixe de raios X numa posição de boca aberta. Isto assegura a translação e a rotação da cabeça do côndilo para fora da fossa glenoide, resultando numa imagem médio-sagital. As desvantagens relativas da técnica são a sobreposição da crista petrosa sobre a base do osso occipital e a projeção das cabeças condilares por baixo das eminências articulares. [67]

2. Projecções oblíquas laterais mandibulares

A vista oblíqua lateral visa o côndilo mandibular e o ramo. A projeção do ramo é obtida dirigindo o feixe central para o ponto médio do ramo. Fornece pormenores sobre o côndilo ipsilateral, a região do terceiro molar e o ângulo contralateral da mandíbula. Como fornece muito pouca informação sobre a estrutura da ATM e a sobreposição da fossa glenoide por estruturas anatómicas sobrepostas, é menos recomendada para a avaliação da ATM. [68]

3. Visão transfaríngea (técnica infra-craniana/McQueen Dell)

A vista trans-faríngea é uma projeção lateral que dá uma visão geral da ATM desde a cabeça do côndilo até à porção média da mandíbula. Esta vista dá geralmente ênfase à obtenção de imagens do côndilo em posição de boca aberta e fechada, de modo a projetar a articulação na sombra dos espaços nasofaríngeos ocupados pelo ar, o que aumenta o contraste da imagem resultante da articulação. O tubo de raios X deve ser colocado na proximidade da articulação do lado oposto, focando o feixe na direção da película colocada sobre a articulação a ser fotografada. Como modificação desta técnica descrita por Parma, a cabeça do tubo é aproximada do doente, produzindo uma ampliação da estrutura proximal e reduzindo as sobreposições. [68]

4. Vista Trans-Orbital (Projeção Zimmer)

Esta vista representa uma projeção frontal da ATM, demonstrando as frentes lateral e medial do côndilo e as suas superfícies de articulação. Nesta projeção, os raios centrais estão orientados perpendicularmente ao côndilo. Para evitar a sobreposição de sombras das estruturas da base do crânio, a mandíbula é colocada em posição protrusa. É indicada para avaliação da articulação em três dimensões, neoplasias e doenças articulares degenerativas.[69]

5. Visão Transcraniana

Schullerin (1905) introduziu a visão transcraniana para visualizar a ATM. Para a projeção transcraniana oblíqua lateral, o feixe primário é focado paralelamente ao eixo longo do côndilo. Utilizando esta projeção, apenas os ossos do crânio se sobrepõem à articulação da ATM, mas obtém-se uma imagem relativamente nítida dos componentes ósseos da articulação. Esta vista pode ser utilizada para avaliar a largura da cavidade articular e a posição ou tamanho do côndilo, bem como a sua relação com a eminência e a fossa articular. Existem três técnicas que permitem obter uma imagem transcraniana:

(a) <u>Técnica de Lindblom ou pós-auricular</u>: O raio central é passado meio centímetro acima do meato auditivo e deve ser direcionado posteriormente de modo a passar ao longo do eixo do côndilo.

(b) <u>Técnica de Grewcock</u>: O raio central passa por um ponto 2 polegadas acima do meato auditivo externo.

(c) <u>Técnica de Gills</u>: O raio central é direcionado 25 graus inferiormente ao plano horizontal através do crânio, centrando-se na ATM de interesse. [69] (FIGURA 30)

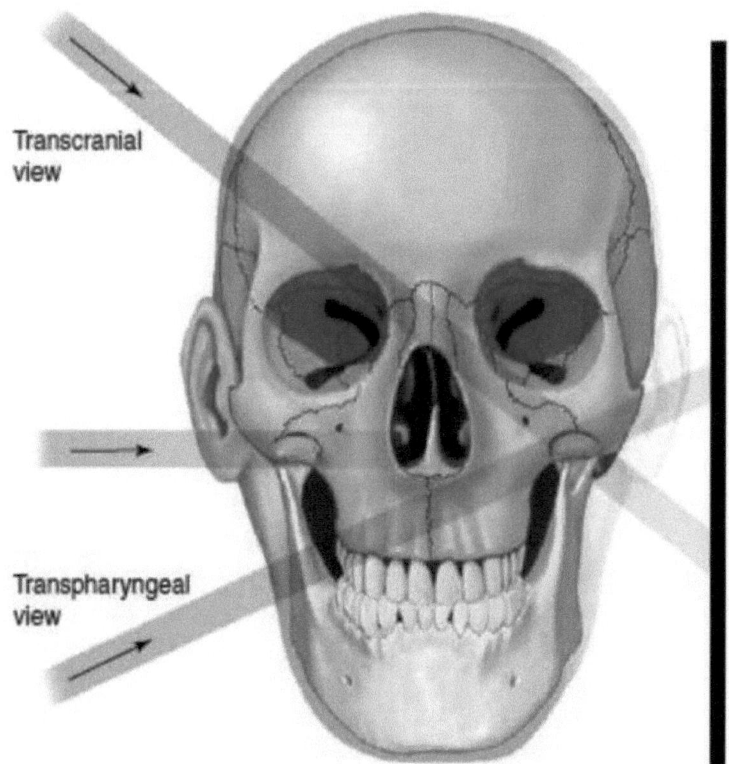

FIGURA 30; Técnicas radiográficas convencionais utilizadas para visualizar o côndilo. Pode ser obtida uma projeção passando os raios X de uma posição superior através do crânio para o côndilo (vista transcraniana). Outra projeção pode ser obtida passando os raios de uma posição inferior abaixo do lado oposto ou entre o processo coronoide e o colo do côndilo para o lado oposto (vista transfaríngea ou infracraniana). (63)

6. Imagiologia panorâmica (Ortopantomograma/OPG)

As radiografias panorâmicas são mais vantajosas do que as radiografias simples para a avaliação da dentição, dos ossos maxilares e da ATM. A vista lateral das cabeças condilares bilaterais confinadas dentro da depressão focal pode ser visualizada numa única projeção. São evidentes as alterações anatómicas grosseiras da cabeça do côndilo e da fossa articular. Embora esta projeção tenha um papel muito limitado no diagnóstico das DTM, é possível avaliar nestas radiografias alterações no tamanho, forma e integridade do revestimento cortical dos côndilos, o achatamento da superfície articular e a alteração do espaço articular.

O côndilo é colocado numa posição ântero-inferior à medida que a boca do doente é ligeiramente projetada para encaixar na máquina panorâmica. A fossa glenoide pode aparecer como pneumatizada pelas células aéreas da mastoide, resultando numa radiolucência multilocular do tubérculo articular e do teto da fossa articular. As estruturas de tecidos moles pericondilares não podem ser avaliadas com esta técnica de imagem. [69] (FIGURA 31)

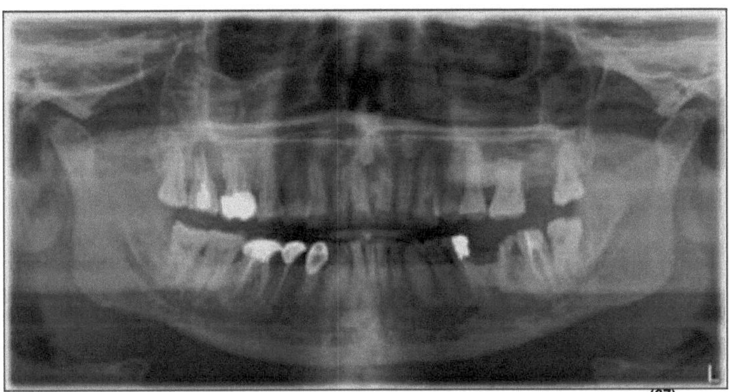

FIGURA 31; Imagem panorâmica de uma maxila/mandíbula dentada[67]

7. Tomografia da ATM: Boca aberta/fechada

O tomograma da ATM é referido como a vista anteroposterior (AP) do côndilo mandibular. No entanto, a alteração da configuração das unidades panorâmicas móveis e a alteração do canal focal permitem que a radiografia panorâmica convencional produza vistas localizadas de ambas as articulações numa única película em boca aberta e fechada. Durante a primeira exposição, o doente é instruído para manter a boca na posição fechada e, na segunda exposição, para manter a boca na posição semi-aberta. Em casos de anquilose, trismo, luxação (open lock) e subluxação, esta técnica é benéfica para demonstrar a relação do côndilo com a fossa glenoide e o tubérculo articular em repouso e em posição funcional. Uma das suas desvantagens é a sobreposição da abóbada craniana e da sombra da coluna cervical[68] (FIGURA 32)

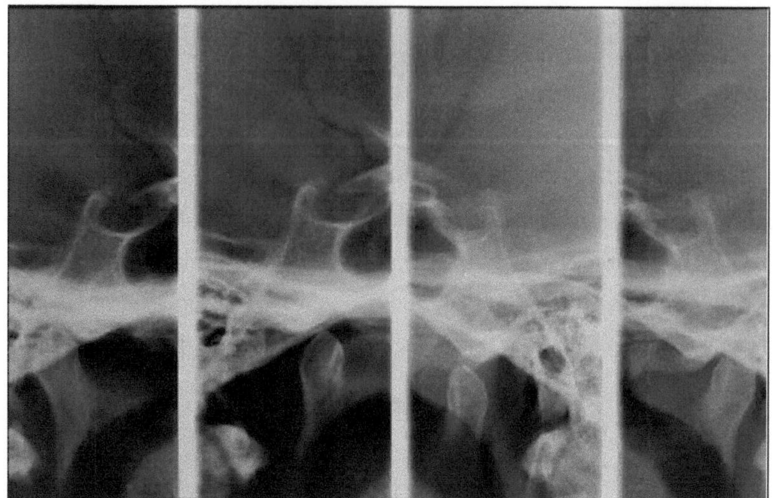

FIGURA 32; Tomograma da ATM em boca fechada/aberta. [67]

8. Tomografia convencional

É uma técnica radiográfica que permite a visualização de estruturas ósseas produzida por múltiplos cortes de imagem finos livres de sobreposições de estruturas adjacentes em ângulos rectos em relação à articulação da MT, mostrando a posição exacta do côndilo e as alterações ósseas. Produzem várias imagens em posição fechada, ou seja, em oclusão cêntrica, e uma única imagem em posição aberta. Esta técnica não é prática comum com o advento de modalidades de imagiologia avançadas. [68]

9. Tomografia Computorizada de Feixe Cónico (CBCT)

A CBCT utiliza raios X com forma de cone centrados num detetor de painel plano que produz uma série de imagens 2D, que são compiladas e reconstruídas como dados 3D. A CBCT permite a reconstrução multiplanar de imagens bidimensionais em secções sagitais, coronais, axiais e oblíquas do côndilo e das estruturas adjacentes para analisar as alterações morfológicas do osso. Pode ser útil na avaliação de doenças articulares degenerativas, anomalias na morfologia da articulação e anquilose. Em comparação com a radiografia convencional básica e as modalidades avançadas de imagiologia por tomografia computorizada (TC), a TCFC pode fornecer imagens precisas, com uma resolução específica da área, em menor tempo de exame e dose de radiação. [68](FIGURA 33)

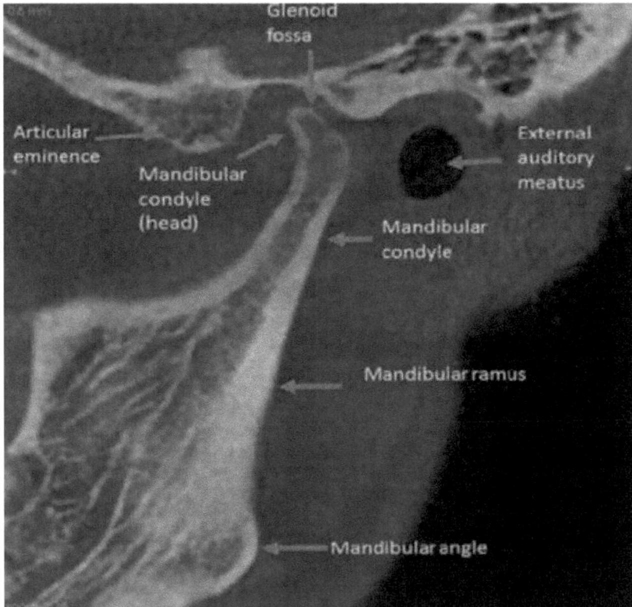

FIGURA 33; Anatomia radiológica da ATM em TCFC (parassagital). [67]

10. Artrografia

A artrografia é uma modalidade invasiva para o diagnóstico das DTMs escolhida para o exame funcional da articulação. Este procedimento inclui a injeção de aproximadamente 1,5-2 ml de contraste iodado radiopaco de alta concentração no espaço articular, sob a orientação de fluoroscopia, para obter imagens das estruturas não mineralizadas da articulação da MT. Com base na distribuição dos agentes de contraste no espaço articular, as aderências, a posição do disco e as perfurações podem ser analisadas durante as posições de abertura/fechamento da mandíbula. Uma vista oblíqua lateral transcraniana da articulação da MT pode ser visualizada posicionando verticalmente a fonte de raios X e o doente numa postura deitada com o lado visado virado para cima.

Esta técnica requer a inserção de uma agulha fina na articulação da MT, pelo que podem ocorrer complicações como hemorragias, danos no disco, nervo facial e introdução de infeção. Também existe o risco de uma reação de hipersensibilidade ao meio de contraste e de uma maior exposição à radiação. A vantagem deste procedimento é que a agulha é inserida na articulação sob anestesia local, pelo que podem ser realizados simultaneamente quaisquer procedimentos terapêuticos necessários de acordo com o diagnóstico, incluindo injecções terapêuticas de corticosteróides guiadas por artrografia e lavagem da articulação. É uma modalidade raramente utilizada para diagnosticar as DTM, uma vez que outras modalidades de imagiologia revelam um excelente exame dos tecidos moles, como a ultrassonografia (USG) e a ressonância magnética, sem inserção de agulha. No entanto, pode ser utilizada em doentes em que uma modalidade de imagiologia avançada (por exemplo, a RM) esteja contra-indicada. [67]

11. <u>Ultrassonografia</u> (USG)

A USG utiliza ondas sonoras de alta frequência para criar imagens da região de interesse. Ao viajar através do corpo humano, as ondas sonoras encontram um limite entre várias densidades de tecido. Dependendo da densidade ou da resistência do tecido, estas ondas sonoras são reflectidas como ecos de volta à sonda de ultra-sons e depois devolvidas ao computador que converte estes ecos em dados numéricos, atribuindo-lhes valores de cinzento e depois numa imagem. A articulação da MT possui estruturas de vários tipos

natureza com diferentes comportamentos de reflexão. Os tecidos são identificados com base nos sinais que transmitem e que são classificados com base no seu padrão de eco.

Trata-se de uma técnica de exame económica, não invasiva e rápida. É utilizada uma sonda linear para a ATM, posicionada transversalmente em relação ao arco zigomático e ajustada em conformidade para obter imagens. Pode detetar alterações degenerativas e deslocações do disco em fases mais precoces. Uma limitação importante desta modalidade é o facto de depender muito da competência e experiência do operador.[67]

12. <u>Tomografia computorizada</u>

A tomografia computorizada foi introduzida pela primeira vez em 1972 por Godfrey Hounsfield. Oferece mais informações sobre a morfologia 3D e as alterações finas das estruturas ósseas, criando secções detalhadas de imagens com uma dimensão de 0,5 mm, abolindo a sobreposição de estruturas superficiais e profundas e fornecendo uma imagem precisa da estrutura anatómica do côndilo. A TC multislice fornece imagens nos planos coronal, axial e sagital. Além disso, fornece pormenores das estruturas circundantes, ao contrário de uma CBCT que apenas capta a área de interesse. A disponibilidade de dados em formato 3D também permitiu a construção de modelos estereolitográficos que podem ser utilizados para cirurgias de simulação e como auxiliar no fabrico de próteses aloplásticas personalizadas para reconstruções articulares. A morfologia condilar num plano axial é representada como uma projeção óssea arredondada com uma superfície articular oval e bicôncava da fossa glenoide e do espaço articular. As dimensões ântero-posteriores são mais pequenas do que as dimensões mediolaterais e as suas terminações são designadas por pólos lateral e medial. Esta ferramenta de diagnóstico actua como uma excelente técnica de imagem para detetar a extensão da anquilose, erosões articulares, neoplasias, fracturas complexas, complicações em consequência de cirurgia anterior, proximidade da fossa craniana média e também crescimento ósseo heterotópico. [67]

13. <u>Imagem por ressonância magnética</u>

Avaliação completa da ATM por ressonância magnética. Os iões de hidrogénio com carga positiva no corpo, como os que se encontram na gordura e na água, alinham-se sob a influência do campo magnético. As ondas de rádio são utilizadas para alterar o alinhamento destes iões de hidrogénio que, por sua vez, emitem um sinal de rádio fraco que é recebido pela bobina recetora e posteriormente amplificado pelo scanner. Podem ainda ser utilizados campos magnéticos adicionais para manipular os sinais e para agregar uma imagem abrangente da área de interesse. [67]

Esta técnica é comprovadamente uma técnica excecional de escolha na investigação de disfunções da articulação da MT. A análise das imagens deve ser efectuada com sequências ponderadas em T1 e T2, tanto em posição de boca fechada como aberta. Avanços recentes incluem a possibilidade de efetuar um estudo dinâmico durante a abertura progressiva da boca utilizando a Cine RM. [67]

As estruturas anatómicas das articulações, tanto ósseas como de tecidos moles, são melhor visualizadas nas imagens ponderadas em T1, enquanto a inflamação e os derrames articulares são bem demonstrados nas imagens ponderadas em T2. Normalmente, a RM não é recomendada durante a gravidez, em pessoas com pacemakers cardíacos ou clips de aneurisma intracraniano e outros dispositivos metálicos implantados, ao passo que a RM pode ser efectuada judiciosamente em doentes com implantes dentários de titânio. [67]

A ressonância magnética permite avaliar o osso do côndilo, da fossa e da eminência (procurando esclerose, erosões, achatamento, osteófitos e rupturas da continuidade cortical), o disco (procurando a sua posição, densidade, forma, tamanho e continuidade nos casos de perfuração), os derrames que são facilmente visualizados nas sequências T2 e, por fim, o colapso do espaço articular. As imagens sagitais de boca fechada e aberta determinam se o disco está deslocado e se se reduz ou não com a abertura. [21]

A RMN pode ser um instrumento valioso na imagiologia da articulação da MT, tanto na posição fechada como aberta, para avaliar a fase de deslocação do disco. Nas fases iniciais do desarranjo interno, a forma do disco seria normal. medida que a doença progride, a forma do disco articular deslocado altera-se, com uma banda posterior mais espessa e uma banda central e anterior mais fina, resultando num disco biconvexo ou arredondado. As características como a irregularidade e o arredondamento da forma do disco articular são consideradas características de um processo patológico. Nas fases tardias do desarranjo interno, o disco articular pode rasgar-se ou apresentar perfuração. Na doença inflamatória da articulação da AT, com antecedentes de traumatismo, ocorre derrame de líquido no interior da articulação. Como o líquido de efusão produz uma intensidade de sinal elevada, pode ser bem identificado em imagens ponderadas em T2 na RM.[67] (FIGURA 34 e 35)

Foi comunicada a utilidade potencial de novas técnicas de digitalização, como a imagiologia ecoplanar (EPI), para estudos de movimento em tempo real da articulação temporomandibular. A EPI é uma técnica de imagiologia ultra-rápida que pode digitalizar um único fotograma em menos de 1 segundo. As principais limitações desta técnica incluem a sua baixa taxa de amostragem, que requer movimentos lentos, e uma relação sinal/ruído subóptima. A EPI é potencialmente útil como técnica de imagiologia adjuvante em doentes nos quais se suspeite de aderências intra-articulares ou discos presos em imagiologia estática de rotina. [70]

A imagiologia por RM ponderada em T1 com supressão de gordura e com contraste melhora a visualização da extensão e do grau das lesões na fixação posterior do disco e das anomalias da medula óssea no côndilo mandibular.

Atualmente, a imagiologia por RM da ATM é recomendada como o estudo imagiológico de eleição para a avaliação de desarranjos internos. É relatada uma exatidão de 95% na avaliação da posição e configuração do disco e uma exatidão de 93% na avaliação de alterações ósseas. Outras modalidades de diagnóstico podem fornecer informações complementares na avaliação dos sintomas relacionados com a ATM. [70]

A artrografia por RM direta com injeção intra-articular de quelato de gadolínio tem-se revelado promissora na determinação de perfurações discais, aderências e melhor delineação da posição da banda posterior do disco. Esta técnica também permite uma avaliação superior das margens corticais das superfícies articulares. As principais desvantagens incluem a sua invasividade e o aumento do fator custo. [70]

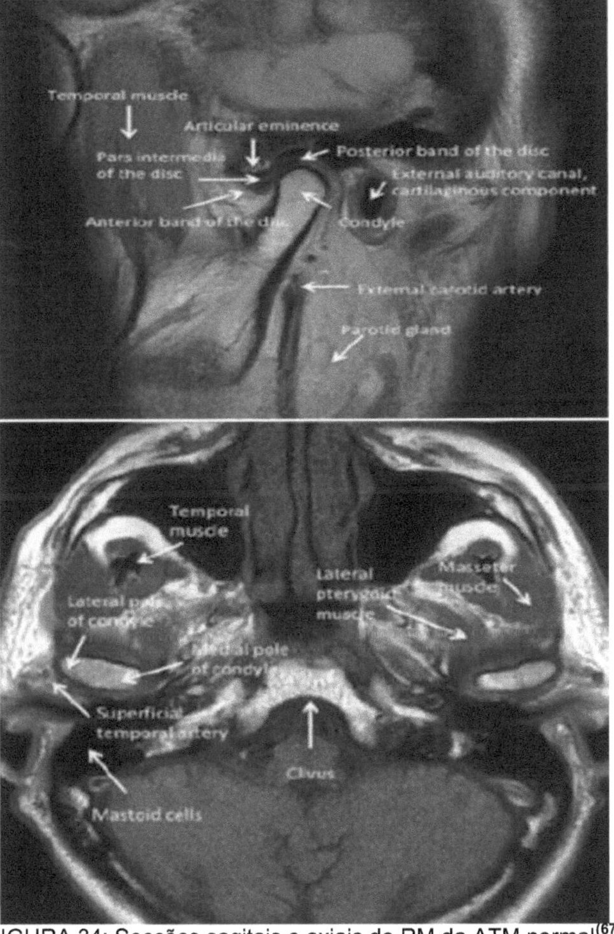

FIGURA 34; Secções sagitais e axiais de RM da ATM normal[67]

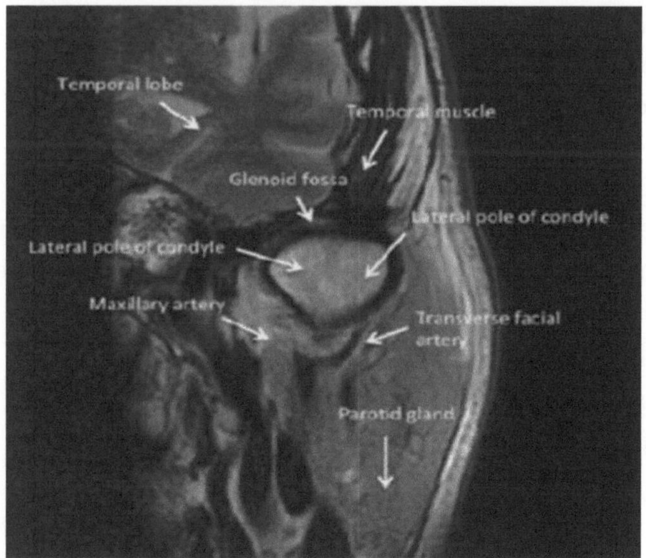

FIGURA 35; Secção coronal de RM da ATM normal[67]

14. Exames ósseos

A imagiologia por radionucleótidos da ATM pode fornecer informações sobre a dinâmica do metabolismo do osso e dos tecidos moles numa variedade de estados patológicos. Pode ser utilizada uma câmara de cintilação para a obtenção de imagens dinâmicas e estáticas, em que um detetor de raios gama quantifica as emissões de raios gama de isótopos injectados, como o tecnécio 99. [71]

Estes complexos de fosfato marcados com tecnécio são administrados aos doentes por injeção intravenosa e, em seguida, os doentes são estudados numa técnica faseada com imagens realizadas imediatamente após a injeção e em vários intervalos de tempo. A absorção destes agentes radiofarmacêuticos depende do fluxo sanguíneo para as estruturas da ATM. A captação na ATM é afetada pela inflamação, remodelação óssea e atividade osteoblástica. [71]

Observa-se uma maior atividade em locais de crescimento, inflamação e neoplasia e em áreas onde se forma osso reativo durante processos reparadores. Devido ao facto de serem bastante inespecíficas, as imagens de radionuclídeos podem ser difíceis de interpretar sem uma boa correlação clínica. As imagens de radionuclídeos podem ser úteis em casos como osteomielite oculta e hiperplasia condilar[71] **Critérios de avaliação de tecidos duros e moles para desarranjo**

interno A presença de alterações ósseas degenerativas na TC (tecidos duros) e na RM (tecidos moles) pode ser avaliada da seguinte forma

* Côndilo normal: côndilo sem quaisquer alterações degenerativas;

* Osteófito: crescimento ósseo marginal no côndilo;

* Erosão: perda de continuidade do osso cortical;

* Achatamento: a perda da morfologia arredondada da cabeça do côndilo;

* Esclerose: aumento da espessura da cortical óssea;

* Pseudocisto: uma área radiolúcida bem definida no osso trabecular subcondral. [72]

Classificação radiológica da posição do disco da ATM de acordo com os critérios sugeridos por Ahmad et al;[73] (TABELA 15) (FIGURA 36)

Critérios	Interpretação
Posição do disco: vista sagital de boca fechada e vista coronal axialmente corrigida	**Posição normal do disco** i. No plano sagital, relativamente ao aspeto superior do côndilo, o limite entre o sinal baixo do disco e o sinal alto do tecido retrodiscal situa-se entre as posições 11:30 e 12:30 ii. No plano sagital, a zona intermédia situa-se entre a face anterior-superior do côndilo e a face posterior-inferior da eminência articular **Indeterminado** i. No plano sagital, em relação ao aspeto superior do côndilo, o sinal baixo do disco e o sinal alto do tecido retrodiscal estão localizados anteriormente à posição 11:30, mas o côndilo contacta a zona intermédia localizada entre o aspeto anterior-superior do côndilo e o aspeto posterior-inferior da eminência articular ii. No plano coronal axialmente corrigido, o disco está posicionado entre o côndilo e a eminência nas partes medial, central e lateral. **Deslocação do disco** i. No plano sagital, em relação ao aspeto superior do côndilo, o sinal baixo do disco e o sinal alto do tecido retrodiscal estão localizados anteriormente à posição das 11:30 horas ii. No plano sagital, a zona intermédia do disco situa-se anteriormente ao côndilo iii. No plano coronal axialmente corrigido, o disco não está centrado entre o côndilo e a eminência nas partes medial ou lateral. **Disco não visível**: Nem a intensidade do sinal nem os contornos permitem definir uma

	estrutura como o disco
Posição do disco: vistas sagitais de boca aberta	**Posição normal do disco**: A zona intermédia situa-se entre o côndilo e a eminência articular. **Deslocação persistente do disco**: A zona intermédia está localizada anteriormente à cabeça do côndilo. **Disco não visível**: Nem a intensidade do sinal nem os contornos permitem definir uma estrutura como o disco.
Forma do disco: vistas sagitais de boca fechada	**Normal**: O disco no plano sagital é bicôncavo. **Deformado**: Todas as formas que não sejam biconcavas no plano sagital. **Disco não visível**: Nem a intensidade do sinal nem os contornos permitem definir a forma do disco.
Efusão: vistas sagitais de boca aberta ou fechada	**Nenhum**: Nenhum sinal luminoso em nenhum dos espaços articulares nas imagens ponderadas em T2. **Efusão ligeira**: Um sinal brilhante num dos espaços articulares que se adapta aos contornos do disco, da fossa/eminência articular e/ou do côndilo. **Efusão de Frank**: Um sinal brilhante em qualquer espaço articular que se estende para além dos contornos ósseos da fossa/eminência articular e/ou côndilo e tem uma configuração convexa nos recessos anterior ou posterior
Corpos calcificados soltos: vistas sagitais de boca fechada	Estão presentes objectos discretos de baixa intensidade de sinal, únicos ou múltiplos, nos espaços articulares e não estão ligados ao côndilo, à fossa ou à eminência em qualquer plano.

QUADRO 15; Critérios de diagnóstico radiológico de perturbações internas ([73])

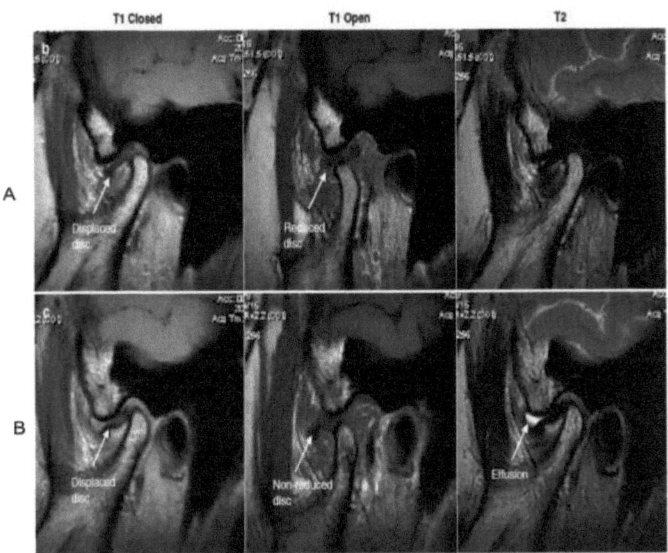

FIGURA 36; Imagens de ressonância magnética-T1 e T2 nas posições de boca fechada e aberta. (a) Deslocação anterior do disco com redução. (b) Deslocação anterior do disco sem redução e derrame no espaço articular superior/)[21]

IV. Critérios de diagnóstico

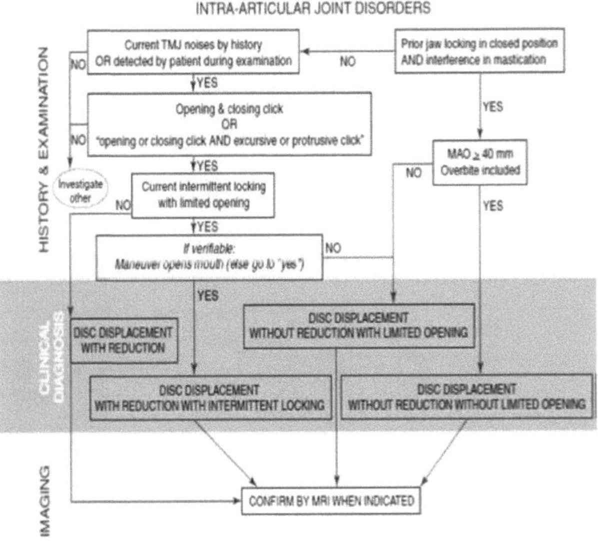

FIGURA 37 Diagrama de fluxo de diagnóstico para desarranjo interno. [74]

V. Marcadores moleculares nos distúrbios internos

Existe uma correlação entre a presença da doença e os níveis de citocinas. Em indivíduos saudáveis, os níveis de citocinas inflamatórias e anti-inflamatórias mantêm um equilíbrio para a homeostasia dentro da articulação, para um funcionamento normal e para lidar com as tensões e pressões sobre a função. As principais citocinas incluem a IL-1b, a IL-6, a IL-11, o TNF-a e o TGF-ei, entre muitas outras. [75]

A recolha de amostras de líquido sinovial (SF) pode ser efectuada durante a artrocentese ou a artroscopia. Trata-se de um procedimento sensível do ponto de vista técnico, uma vez que o líquido sinovial não deve ser contaminado com sangue. A agulha normal de artrocentese ou de artroscopia ou a cânula com trocisco é inserida no espaço articular superior após a manipulação da mandíbula e deve ser injetado 1 ml de solução salina, seguido de aspiração do líquido sinovial para análise. Os ensaios de imunoabsorção enzimática (ELISA) e a reação em cadeia da polimerase (PCR) são utilizados para a quantificação relativa e absoluta. O conjunto de proteínas marcadas com biotina, os ensaios citotóxicos e a enzimografia podem ser utilizados para a análise de citocinas. A desvantagem é a falta de uma técnica simplificada normalizada para a obtenção de uma amostra de líquido sinovial do lado da cadeira e os métodos utilizados para efetuar a análise qualitativa e quantitativa não estão amplamente disponíveis, além de que requerem equipamentos e reagentes especializados.[75]

Uma vez que o desarranjo interno (DI) é um precursor da osteoartrite (OA), os níveis de citocinas são exactos no diagnóstico de diferentes fases de Wilkes para DI, juntamente com a presença ou ausência de osteoartrite. [75] (QUADRO 16)

Biomarcador	Tipo	Papel na perturbação interna	Papel na inflamação e na dor
Interleucina-1 beta	Citocina pró-inflamatória	Aumento do nível de SF associado à destruição óssea	O nível de SF está correlacionado com a dor e níveis mais elevados são observados em doentes com piores resultados após artroscopia da ATM
Interleucina-8	Pró-inflamatório		Nível de SF correlacionado com derrame articular
Fator de necrose tumoral	Pró-inflamatório	Aumento do nível de SF	Nível SF correlacionado com dor, capsulite/sinovite
Interleucina-10	Anti-inflamatório		Nível de SF mais elevado em doentes com

			resultados positivos
Interleucina-6	Citocina	Aumento do nível de destruição óssea	Nível de SF relacionado com a pontuação do derrame articular e da sinovite
Ciclo-oxigenase - 1/2		Aumento do revestimento sinovial e dos níveis de SF na ID	
Prostaglandina-E2	Eicosanóide	Aumento do nível de SF	
Leucotrieno-B4	Eicosanóide	Aumento do nível de SF	Nível de SF correlacionado com a pontuação da sinovite
Péptido relacionado com o gene da calcitonina	Neuropeptídeo	Aumento do nível de tecido sinovial na ID dolorosa	Nível de SF correlacionado com a dor
Bradicinina	Péptido inflamatório		Nível de SF correlacionado com a pontuação da sinovite
Fator de crescimento endotelial vascular	Fator de crescimento	Aumento do nível de SF na ID sintomática	Nível de SF correlacionado com derrame articular
Fator de crescimento transformador - beta	Fator de crescimento/citocina de efeito misto		Nível de SF correlacionado com derrame articular
Fator neurotrófico derivado do cérebro	Fator de crescimento		Nível de SF correlacionado com derrame articular
Fator de crescimento de fibroblastos- 4/9	Fator de crescimento		Nível de SF correlacionado com derrame articular
Proteína de ligação ao fator de crescimento semelhante à insulina -2	Fator de crescimento		Nível de SF correlacionado com derrame articular
Proteína quimioatractor de monócitos-1	Recrutador de monócitos	Aumento do nível de 3F	
Matriz metaloproteinase- 1	Colagenase	Aumento do nível de SF	
Matriz metaloproteinase-2	Gelatinase	Aumento do nível de SF	
Matriz metaloproteinase-3	Stromelysin	aumento do nível de SF	Nível de SF correlacionado com dor, derrame e sinovite
Matriz metaloproteinase-8	Colagenase	Nível de SF mais elevado em doentes com ID ligeira	
Matriz metaloproteinase-9	Gelatinase	Nível superior de SF	
Inibidor tecidular da metaloprotease-1	Inibidor de MMP	Aumento do nível de SF	Nível de SF correlacionado com dor

			de movimento
Inibidor tecidular da metaloprotease-2	Inibidor de MMP		Nível de SF correlacionado com derrame articular
ADAMT-4	Desintegrina	Associado ao grau de degradação	
ADAMT-5	Desintegrina	Associado ao grau de degradação	
Aggrecan	Proteoglicanos	Expressão aumentada no disco da ATM	
fibromodulina	Proteoglicanos	Fraca expressão no disco da ATM	
lumicano	Proteoglicanos	Forte expressão no disco da ATM	

QUADRO 16; Vários biomarcadores para o desarranjo interno da ATM e sinovite[76]

CAPÍTULO 7

GESTÃO DOS DISTÚRBIOS INTERNOS

O principal objetivo do tratamento consiste na remoção dos factores causais, na redução dos sintomas e na promoção da cicatrização das estruturas articulares. As fases iniciais do desarranjo interno podem ser geridas por métodos conservadores ou minimamente invasivos. Já as fases avançadas requerem intervenções cirúrgicas, incluindo a cirurgia de abertura da articulação. A gestão da ID da ATM pode ser dividida em duas grandes categorias: gestão cirúrgica e não cirúrgica. [74]

Estratégia de gestão

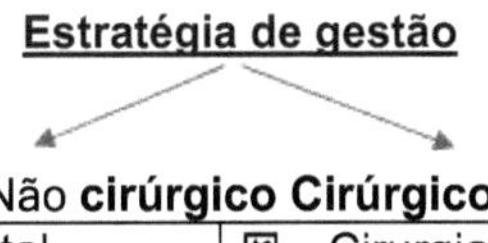

Não **cirúrgico Cirúrgico**

☒	Medicina comportamental	☒	Cirurgia de articulação fechada
☒	Farmacológico	☒	Cirurgia de articulação aberta
☒	Fisioterapia		
☒	Terapia oclusal		

TRATAMENTO CONSERVADOR/NÃO CIRÚRGICO

Os principais objectivos da terapia não cirúrgica incluem a educação e o aconselhamento do doente, a modificação da dieta, a fisioterapia, os protocolos de redução do stress, a psicoterapia, a terapia com aparelhos e a gestão farmacológica. Um fator importante que afecta o resultado do tratamento desta terapia é a natureza flutuante das DTM, que podem sofrer remissões e exacerbações independentemente do tratamento. [74]

I. Educação dos doentes

A educação e o aconselhamento do doente são o primeiro passo para qualquer plano de tratamento. Deve explicar-se ao doente a co-relação entre o stress emocional, a hiperatividade muscular, a sobrecarga da articulação e a inter-relação dos mesmos, que resulta na perturbação da articulação. A compreensão destes factos por parte do doente contribuiria para melhorar a sua adesão às várias modalidades de tratamento e ao acompanhamento. É essencial explicar a causa dos sintomas e o diagnóstico provável aos doentes, que geralmente desconhecem a origem e a patogénese da sua dor. Isto reduz a ansiedade, o que também contribui, em certa medida, para o controlo da dor nesses doentes. Outro fator importante é alertar o doente para qualquer prática anormal de contacto dentário que não seja durante o estado de repouso fisiológico dos maxilares, mastigação, deglutição e fala, para excluir quaisquer hábitos parafuncionais que os doentes possam ter. [74]

II. Modificação da dieta

Os doentes podem ser aconselhados a adotar uma dieta suave, especialmente em casos de sintomas extremos. Isto permite uma amplitude de movimento controlada durante a função do maxilar, diminui a hiperatividade muscular e, por conseguinte, reduz a sobrecarga da articulação. Os doentes são aconselhados a ingerir alimentos em pedaços pequenos e a evitar mastigar em excesso alimentos duros que exijam uma função maxilar e uma ação muscular extensas. [77]

III. Oclusão dentária

É um fator essencial para a estabilidade do sistema estomatognático que compreende a dentição, os músculos mastigatórios e a ATM. A má oclusão pode ser um fator de desestabilização que contribui para o fator predisponente das DTMs. Outro fator predisponente relacionado à oclusão é o desgaste em pacientes idosos e também em pacientes com hábitos parafuncionais, resultando em redução da altura vertical e alteração da posição condilar. O tratamento inicial é direcionado para a redução da dor e a ênfase é colocada na identificação e retificação da causa da má oclusão através de terapia oclusal reversível ou irreversível, procedimentos de equilíbrio, correção ortodôntica, prótese dentária e cirurgia ortognática para restaurar a forma e a função. A terapia oclusal irreversível inclui procedimentos de trituração selectiva (redutores) e de restauração (aditivos) que podem alterar permanentemente as condições oclusais e que devem ser planeados de forma sensata. [78]

IV. Terapia com aparelhos oclusais

A terapia com aparelhos oclusais é uma forma de intervenção oclusal reversível que altera temporariamente a condição oclusal do paciente, reduzindo assim a sobrecarga articular. Os aparelhos de mordida oclusal são dispositivos amovíveis feitos de acrílico duro e têm um ajuste personalizado sobre as superfícies oclusais dos dentes maxilares/mandibulares. As talas são construídas de forma a obter contactos oclusais bilateralmente simétricos posteriormente com os dentes da arcada oposta em oclusão cêntrica (talas planas) ou podem existir contactos anteriores em excursões laterais e protrusivas da mandíbula (talas de reposicionamento anterior). A eficácia da tala oclusal é a diminuição da carga sobre a ATM e a redução da ativação do reflexo neuromuscular. [79]

O bruxismo e a disfunção miofascial da dor (DTM) podem contribuir para uma mudança na dimensão vertical da oclusão que altera a propriocepção e causa sintomas relacionados. As talas de estabilização são geralmente fabricadas para a arcada maxilar e indicadas para o tratamento de distúrbios de dor muscular (DMP), DTM relacionada com hiperatividade muscular (bruxismo), dor muscular local ou mialgia crónica mediada centralmente e para pacientes com retrodiscite secundária a trauma. Este aparelho pode ajudar a minimizar as forças exercidas sobre os tecidos danificados, permitindo assim uma cicatrização mais eficaz. Enquanto que a tala de posicionamento anterior é um dispositivo interoclusal que incentiva a mandíbula a assumir uma posição mais anterior. Os seus objectivos são proporcionar uma melhor relação côndilo-disco na fossa, para que os tecidos tenham uma melhor oportunidade de se adaptarem ou repararem e eliminarem os sinais e sintomas associados a distúrbios de desarranjo discal. Está indicado para o tratamento de distúrbios discais, bloqueio intermitente ou crónico da articulação e alguns distúrbios inflamatórios como a retrodiscite são tratados com este aparelho, especialmente quando um posicionamento ligeiramente anterior do côndilo é mais confortável para o doente. [79]

Para além dos aparelhos de estabilização/plano plano e de reposicionamento anterior habitualmente utilizados, as talas oclusais macias têm demonstrado benefícios em doentes com DTMs. Recentemente, foi introduzido um novo tipo de protetor bucal, o Aqualizer. O Aqualizer funciona de acordo com a Lei de Pascal, produzindo o seu efeito ao distribuir uniformemente o fluido ao morder. [79] (TABELA 17)

Autor	Tipos	Utilizações
Okeson[80]	Relaxante muscular/ Aparelho de estabilização	• Reduzir a atividade muscular nos casos de mialgia mastigatória e de artralgia da ATM, sobretudo se a dor se agravar ao acordar. Utilizado para proporcionar uma estabilização postural de modo a proteger os músculos, a ATM e os dentes. • A tala de relação cêntrica é geralmente utilizada para tratar a hiperatividade muscular em doentes com mioespasmo ou miosite • Utilizado em caso de hábitos parafuncionais
	Reposicionamento anterior/ Aparelho de reposicionamento ortopédico	• Casos de perturbações discais e sons articulares • Casos com doenças inflamatórias (retrodiscite) • Casos com bloqueio intermitente da

		mandíbula e artralgia da ATM que não respondem a outros tratamentos
	Aparelho macio/resiliente	• Utilizado por atletas como dispositivo de proteção para evitar traumatismos nas arcadas dentárias • Em casos de cerceamento e bruxismo • Em alguns casos com sintomas de DTM (disfunção articular e mialgia) para reduzir os sintomas • Em casos de sinusite crónica para aliviar a sensibilidade dos dentes posteriores
	Plano de mordida anterior/posterior	• O plano de mordida anterior actua ao desocluir os dentes posteriores e impede o cerramento durante os hábitos parafuncionais • O plano de mordida posterior é utilizado em caso de perda grave da dimensão vertical
		• Quando há necessidade de efetuar alterações importantes no reposicionamento anterior da mandíbula • Este aparelho produz uma relação maxilo-mandibular ideal
	Aparelho giratório	• O aparelho é utilizado para descarregar a superfície articular da articulação • Utilizado no tratamento de ruídos articulares e doenças articulares degenerativas • Utilizado no tratamento dos sintomas relacionados com a osteoartrite das articulações temporomandibulares • Também utilizado para o tratamento de uma luxação discal unilateral aguda sem redução
Dawson[81]	Desprogramador muscular ou talas permissivas	• Ajuda a desbloquear a oclusão de modo a remover do contacto as inclinações dentárias desviadas • Ajuda os côndilos a regressar à sua posição sentada correcta em relação cêntrica
	Talas directivas ou talas não permissivas	• Ajuda no posicionamento da mandíbula numa relação específica com a maxila, de modo a alinhar os conjuntos côndilo-disco • Utilizado em problemas articulares dolorosos • Utilizado em casos de traumatismos graves que provocam edema retro-discal e em casos de perturbações crónicas da deslocação dos discos
	Talas pseudo-permissivas. Por exemplo, talas macias e talas hidrostáticas	- Indicado para dores na ATM, dores de cabeça, dores e rigidez no pescoço e nos ombros, dores musculares provocadas pela ortodontia durante o tratamento, diagnósticos diferenciais pré-cirúrgicos, dores pós-cirúrgicas e inflamação

QUADRO 17; Classificação dos aparelhos oclusais.[82]

Talas oclusais

Trata-se de um aparelho amovível com uma espessura de 1,5-3 mm, normalmente fabricado em resina acrílica. As talas podem ser fabricadas para maxila/mandíbula e podem ser parciais/completas. Ajuda a reduzir a pressão intra-articular, diminuindo a sobrecarga e a dor, equilibrando e desprogramando a oclusão, reduzindo assim o espasmo muscular. As considerações para a construção de uma tala oclusal incluem[77]

1. Contactos articulados bilaterais e simétricos da maxila/mandíbula

2. Arestas lisas

3. Retenção adequada

4. Não deve irritar os tecidos periodontais e cobrir apenas os dentes

5. Não deve causar obstáculos funcionais ao restringir o movimento da língua, a fonação e a deglutição.

Os tipos comuns de talas oclusais que são utilizadas para tratar várias DTMs incluem: Tala de estabilização, tala de reposicionamento anterior e uma tala macia ou resiliente. [77] (FIGURA 38)

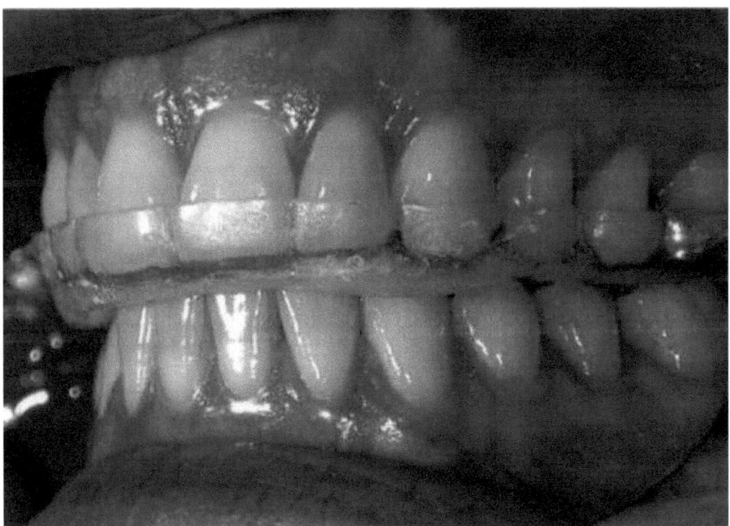

FIGURA 38; Tala oclusal maxilar. [80]

V. Termoterapia

Os estímulos térmicos sob a forma de aplicação de calor ou de frio podem ser efectuados em casos de perturbações internas.

<u>Compressão de calor</u> É benéfica a aplicação de uma compressa quente húmida

na zona sintomática durante 10-15 minutos e não mais de 30 minutos. O objetivo principal é aumentar a irrigação sanguínea através da vasodilatação, o que leva à diminuição da dor e da rigidez articular. [83]

A compressão fria provoca uma vasoconstrição local e reduz a transmissão de impulsos pelas terminações nervosas, causando uma diminuição da perceção da dor e o relaxamento dos músculos. Outro conceito subjacente à terapia térmica é o bloqueio dos impulsos das fibras c, explicado de acordo com a teoria do controlo da porta. A utilização de compressas frias inclui a fomentação com um saco de gelo ou sprays de arrefecimento como o cloreto de etilo e o fluoro-metano. Um método mais simples de fomentação a frio consiste em utilizar um saco de gelo durante um período de aplicação não superior a 5 a 7 minutos, seguido de um período de aquecimento antes da aplicação seguinte, não superior a 20-30 minutos. [77]

VI. Fisioterapia

A fisioterapia é um método terapêutico comum indicado na discopatia e na hipermobilidade da ATM. Ajuda a melhorar a força da cápsula articular, juntamente com a melhoria da cruzada desejada dos músculos mastigatórios/cervicais. Os exercícios devem ser efectuados em intervalos curtos e várias vezes ao dia, em vez de uma vez por dia durante um período mais longo, pois podem causar sobrecarga da articulação e progressão da dor. É essencial efetuar exercícios de movimento passivo durante pelo menos 2 meses no período pós-cirúrgico. [84]

A terapia manual envolve um conjunto de actividades de apoio como complemento do tratamento definitivo. As várias técnicas realizadas para a mobilização dos tecidos moles ou das articulações e para o condicionamento muscular incluem a massagem profunda, a distração suave da articulação, o alongamento muscular passivo ou assistido, o exercício de resistência, o treino postural para alinhar a cabeça, o pescoço e os ombros. [84]

O objetivo da fisioterapia é colocar a articulação em funcionamento de uma forma sistemática. A fisioterapia ajuda a relaxar os músculos hiperactivos, reduz a dor, aumenta a amplitude de movimentos e ajuda a melhorar a função da articulação. [77]

Exercício passivo do maxilar

Permite ao doente exercitar-se manualmente (abrindo com o alongamento dos dedos) ou com um dispositivo como os abridores ou activadores da mandíbula e aumenta gradualmente a abertura inter-incisal, reduz a dor e melhora a mobilidade da mandíbula à medida que os músculos encurtados recuperam o seu comprimento normal. É normalmente efectuada como parte dos cuidados pós-operatórios após uma intervenção cirúrgica como a artrocentese, a artroscopia ou a cirurgia aberta da ATM. Além disso, também é eficaz em doentes com trismo associado ao músculo, dor e disfunção miofascial (DMP). No entanto, está relativamente contra-indicada em doentes com deslocação grave do disco da ATM sem redução, devido ao risco de danos adicionais no disco e no tecido retro-discal. [84]

Exercícios activos/assistidos dos maxilares

É efectuada iniciando a musculatura do maxilar do próprio doente (ao contrário do dispositivo de abertura do maxilar que permite que os músculos sejam passivos). Isto permite ao doente ativar a musculatura supra-hióidea (genio-hióidea, milo-hióidea, digástrica e estilo-hióidea) e inativar os elevadores da mandíbula (pterigóidea medial, masseter, temporal), causando o relaxamento dos músculos mastigatórios hiperactivos, facilitando assim a abertura máxima inter-incisal. Os exercícios assistidos são úteis após a cirurgia da ATM, artroscopia, artrotomia e luxação permanente do disco sem redução, para melhorar a amplitude dos movimentos mandibulares. Nesta fase de alongamento ativo, os doentes são aconselhados a manter a boca aberta durante vários segundos após o relaxamento dos músculos e são instruídos a manter a boca aberta até sentirem dor e depois a mantê-la durante vários segundos, repetindo assim este exercício várias vezes por dia com um aumento gradual da magnitude da abertura da boca. Os movimentos activos sob a forma de excursões laterais devem ser mantidos durante vários segundos, sendo depois lentamente libertados, de modo a efetuar o "alongamento" fisiológico dos músculos. [77]

Exercícios isométricos

O doente é aconselhado a colocar a mão por baixo do queixo e a iniciar o exercício contra a resistência da palma da mão, abrindo lentamente a boca. Do mesmo modo, numa posição de boca aberta, os dedos do doente são colocados na ponta incisal dos incisivos e aconselha-se a fechar a boca contra a resistência. Em seguida, abrir a mandíbula na posição protrusiva lateral direita e esquerda contra a resistência da mão, mantendo-a durante 3 a 5 segundos de cada lado para ativar os músculos isometricamente. Estes exercícios beneficiam os doentes jovens que se queixam de um estalido precoce indolor. Os exercícios isométricos podem ser recomendados em caso de desarranjos discais com dor e trismo. [84]

Aparelho intra-oral

O aparelho ortodôntico intra-oral é utilizado para o tratamento de determinadas más oclusões relacionadas com perturbações da ATM. As más oclusões específicas incluem a ausência de apoio posterior, a perda da dimensão vertical da oclusão que resulta no sobre-fecho mandibular e as más oclusões severas de classe II divisão II beneficiam de uma terapia com aparelho. Os hábitos parafuncionais causam perda de oclusão devido ao desgaste dos dentes. A utilização de um aparelho intra-oral, como um protetor noturno, em pacientes com cerramento/bruxismo conhecido, protege a dentição do desgaste, diminui a hiperatividade muscular até certo ponto e altera a carga articular, melhorando assim os sintomas. [84]

VII. Blocos de diagnóstico

O bloqueio dos nervos que irrigam a ATM com solução anestésica local (AL) pode ser um auxiliar de diagnóstico essencial para determinar se esta articulação é a fonte primária de dor e se existem áreas relacionadas com dor referida. O bloqueio pode ser efectuado através de uma injeção intra ou extra-capsular. As soluções estéticas contendo epinefrina devem geralmente ser evitadas para prevenir a vasoconstrição em áreas onde a circulação pode já estar comprometida devido à contração muscular crónica ou a um espasmo e à presença de um processo inflamatório em curso. A tentativa de distinguir uma dor muscular local, um espasmo muscular e a localização dos pontos de gatilho pode ser feita utilizando anestésicos locais. [74]

VIII. Terapia por ultra-sons

Tem o mesmo conceito da termoterapia, mas é considerado mais eficaz, uma vez que actua nos tecidos mais profundos e não apenas na superfície. Os ultra-sons não só aumentam o fluxo sanguíneo nos tecidos profundos, como também parecem separar as fibras de colagénio, o que melhora a flexibilidade e a extensibilidade dos tecidos conjuntivos, diminui a rigidez das articulações, alivia a dor, melhora a mobilidade e reduz o espasmo muscular. [85]

A máquina USG funciona acima da frequência das ondas sonoras audíveis (0,75-1,0 MHz) e converte-se em calor enquanto atravessa os tecidos moles. A sonda

USG é aplicada sobre a pele utilizando gel condutor e movida lentamente sobre a área afetada em movimentos circulares. Deve ter-se o cuidado de não manter a máquina numa área durante muito tempo, o que pode provocar o sobreaquecimento do tecido conjuntivo, levando a danos estruturais. O calor profundo é utilizado para aumentar a perfusão sanguínea através da vasodilatação, eliminando assim os mediadores inflamatórios. Além disso, diminui a dor e aumenta a mobilidade da mandíbula. Os efeitos benéficos da terapia USG incluem a decomposição dos depósitos locais de cálcio, a redução da contratura capsular, a diminuição da viscosidade do ácido hialurónico do líquido sinovial das articulações e a melhoria da mobilidade. Tem vantagens no tratamento de tendinites, espasmos musculares e ligamentos apertados/restritos. [85] (FIGURA 39)

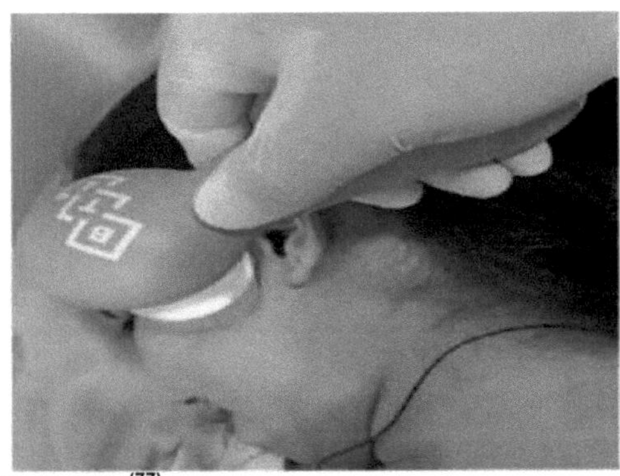

FIGURA 39; USG da ATM[77]

IX. Fonoforese

A fonoforese é um processo de aplicação de calor por ultra-sons que incorpora uma almofada chela de medicamentos como creme de hidrocortisona a 10%, salicilatos ou qualquer outro creme anestésico tópico colocado sobre a zona afetada. Quando estas ondas de ultra-sons são aplicadas, os medicamentos perfundem-se nos tecidos. A indicação para a fonoforese é a sinovite com hipomobilidade dolorosa da mandíbula. [77]

X. Iontoforese

A iontoforese é uma técnica através da qual determinados medicamentos podem ser introduzidos nos tecidos da zona-alvo utilizando uma corrente de baixa intensidade. [77] **XI. Estimulação eléctrica nervosa trans-cutânea (TENS)**

Os dispositivos de estimulação eléctrica para o tratamento das DTM têm, alegadamente, dois objectivos principais: aliviar a dor e a hiperatividade ou espasmo muscular. No entanto, estudos provaram que a TENS pode ser utilizada apenas como adjuvante de outras modalidades de tratamento e não como o único método de tratamento. O mecanismo de ação da estimulação eléctrica nervosa transcutânea (TENS) é através da teoria do controlo da porta, da contra-irritação, da libertação de substâncias neuro-humorais e dos mecanismos de bloqueio periférico. Utiliza uma corrente eléctrica de baixa tensão concebida para a estimulação sensorial em perturbações dolorosas e diminui a dor muscular e a hiperatividade em perturbações neuromusculares. As unidades de TENS são normalmente portáteis; os eléctrodos são colocados sobre regiões específicas ou pontos de gatilho e o aumento da intensidade da TENS até ao ponto de ativação das fibras motoras provoca o relaxamento muscular. No entanto, é contraindicado para pacientes com pacemakers. [86] (FIGURA 40)

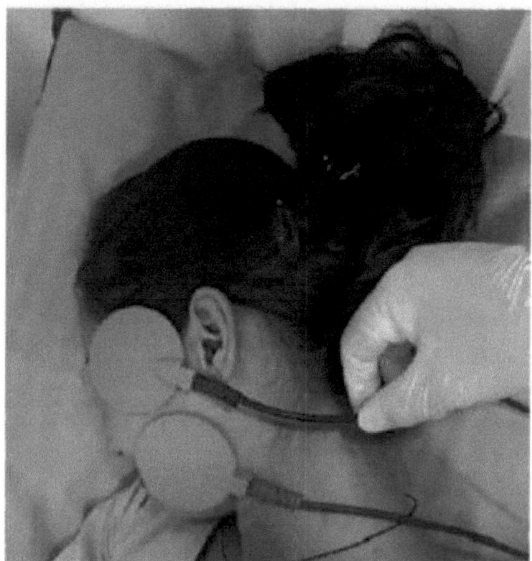

FIGURA 40: TENS para a terapia da ATM [77]

XII. Injeção muscular

O ponto de gatilho é uma área de hiperirritabilidade nos tecidos que, quando comprimida, se torna sensível e hipersensível, provocando dor referida. Deve-se a um traumatismo, a um espasmo/contração sustentado ou a uma tensão muscular aguda. As injecções de anestesia local (AL) permitem ao médico esticar os músculos ao máximo sem dor e desconforto para o doente. As injecções de AL (lidocaína a 2%) nos pontos de gatilho têm duas funções. Uma é eliminar a dor local e a outra é diagnosticar a origem da dor. O anestésico local bloqueia o efeito excitatório central sobre o ponto de gatilho e o seu efeito vasodilatador melhora a perfusão vascular numa área, permitindo que os metabolitos e os mediadores inflamatórios que podem induzir a dor sejam prontamente removidos pelo aumento do fluxo sanguíneo na área. [87]

XIII. LASER (Light Amplification by Stimulated Emission of Radiation - Amplificação da luz por emissão estimulada de radiação)

A terapia laser de baixa intensidade (LLLT) pode ajudar na reparação dos tecidos através da sua ação analgésica e anti-inflamatória. Afirma-se que estimula o fluxo sanguíneo para os tecidos, aumenta a drenagem linfática e reduz a contração muscular. No entanto, a eficácia a longo prazo da LLLT no tratamento das DTM continua a ser limitada. [88]

XIV. Técnicas de redução do stress

Relaxamento e Biofeedback

As técnicas de redução do stress e de relaxamento podem ser modalidades de tratamento eficazes nas DTM. As terapias de relaxamento substitutivas e activas podem ser utilizadas para reduzir o stress emocional do doente. A terapia de relaxamento substitutiva envolve a modificação do comportamento ou do estilo de vida através da participação em alguns passatempos, desportos ou actividades recreativas. O relaxamento ativo é feito através do treino dos doentes para relaxarem voluntariamente os músculos sintomáticos, com uma voz calma e tranquilizadora, durante algumas sessões dadas pelo formador. Isto aumenta o fluxo sanguíneo, reduz o stress emocional e elimina a dor. [89]

A técnica de Biofeedback utiliza a eletromiografia (EMG) e a temperatura da pele para medir a função fisiológica do paciente e a sua resposta ao tratamento. A informação obtida é transmitida ao doente através de um medidor ou de um som, para que o doente possa avaliar o nível de relaxamento, ajustar o nível de relaxamento e medir o progresso. O objetivo é conseguir a autorregulação psicológica e monitorizar a relação entre a tensão muscular e a dor.[77]

Acupunctura

A acupunctura é uma modalidade menos conhecida para aliviar a dor na disfunção da ATM, mas existem alguns relatos que apontam para a sua eficácia em casos seleccionados. A acupunctura é um tratamento alternativo que pode ser implementado com outras modalidades de tratamento no decurso de um tratamento não cirúrgico. [88]

São utilizadas agulhas finas para restabelecer o fluxo de energia nas zonas. O primeiro mecanismo de ação é a teoria do controlo da porta, que afirma que a agulha produz uma estimulação indolor, fazendo com que as portas neuronais se fechem e impeçam a propagação do sinal de dor para a medula espinal. Outros incluem a libertação de opiáceos neuronais (encefalinas e endorfinas) que inundam os interneurónios aferentes, bloqueando a sensação de dor, a promoção de ondas alfa e o reequilíbrio do padrão de fluxo de iões eléctricos, que, em caso de perturbação, pode provocar dor. [88]

Psicoterapia

As DTM podem apresentar-se como expressão somática de qualquer perturbação psiquiátrica/psicológica subjacente, como a depressão. Devem ser avaliados e obtidos antecedentes pessoais/familiares adequados de qualquer doença psiquiátrica, abuso de substâncias e abuso físico/sexual. As perturbações de ansiedade ocorrem frequentemente em doentes com síndromes de dor crónica. Uma vez identificada a componente psiquiátrica, a consulta de psiquiatria para tratamento adjuvante é obrigatória para os factores contribuintes. Este inclui terapia cognitiva e comportamental, envolvimento em grupos de apoio e farmacoterapia. [90]

XV. Tratamento farmacológico

O tratamento farmacológico das DTM envolve uma combinação de vários medicamentos para aliviar os sinais e sintomas. Um analgésico ou métodos multimodais de analgesia podem ser utilizados para prescrever várias classes diferentes de medicamentos com base nos sinais e sintomas e na história relevante apresentada pelo doente. As várias classes de medicamentos prescritos incluem analgésicos, corticosteróides, ansiolíticos, antidepressivos, relaxantes musculares, anestésicos locais e anticonvulsivantes[77] (QUADRO 18)

Drogas	Nome genérico	Dose média diária em miligramas
AINES	Acetaminofeno	325-1000mg q4h
	Ácido acetilsalicílico (aspirina)	325-650mg q4h
	Diflunisal	250-500mg bid
	Ibuprofeno	400-800mg tid
	Cetoprofeno	50-100mg tid
	Naproxeno sódico	275-550mg bid
	Naproxeno	250-500mg bid
	Meloxicam	7,5-15mg/dia

Drogas	Nome genérico	Dose média diária em miligramas
	Diclofenac	25-50mg tid
	Indometacina	75 mg/dia em libertação prolongada
	Cetorolac trometamina	10mg q4-6h
Inibidores da ciclo-oxigenase-2	Celecoxib	100-200mg qid/bid
Combinações analgésicas	Ibuprofeno + acetaminofeno	1 comprimido tid (400+325mg)
	Aceclofenac + acetaminofeno	1 comprimido tid (100+325mg)
	Diclofenac + acetaminofeno	1 comprimido tid (50+325mg)
	Tramadol + acetaminofeno	1 comprimido de 4 em 6 horas (37,5+325mg)
Corticosteróides	Metilprednisolona	4-8mg/dia
Ansiolíticos (benzodiazepinas)	Diazepam	2,5-5mg ao deitar
	Clonazepam	0,5 mg ao deitar
	Alprazolam	0,25-0,5 mg ao deitar
Antidepressivos tricíclicos	Amitriptilina	10-20mg ao deitar
	Nortriptilina	25-50mg ao deitar
	Desipramina	25-50mg tid
SSRI	Fluoxetina	20-40 de manhã
	Paroxetina	20-40 de manhã
SNRI	Duloxetina	20-60 de manhã
	Milnaciprano	50mg bid
Anti-convulsivos	Gabapentina	300mg HS, aumento gradual até 1800mg/dia
	Pregabalina	75-150mg bid
Relaxantes musculares	Carisoprodol	250mg tid
	Baclofeno	5 mg tid, a dose pode ser aumentada gradualmente
	Metaxalona	800 mg tid/qid
	Methocarbamol	1000mg qid
	Tiocolchicosídeo	4mg/8mg bid
Combinação de relaxantes musculares	Clorzoxazona, acetaminofeno, diclofenac	2 comprimidos/dia (500+325+50mg)
	Ibuprofeno, acetaminofeno, clorzoxazona	3-4 comprimidos/dia (400+325+250mg)

QUADRO 18; Medicamentos habitualmente utilizados nos distúrbios internos[77]

Medicamento analgésico

Os analgésicos e anti-inflamatórios são os medicamentos que aliviam as condições inflamatórias como a sinovite, a miosite, a capsulite, a deslocação sintomática do disco e a osteoartrite. Incluem os anti-inflamatórios não esteróides (AINE) e os opióides. [77]

Os AINEs são competitivos, reversíveis, inibidores do sítio ativo da enzima ciclo-oxigenase, impedindo assim a formação de prostaglandinas. O espetro de segurança dos AINEs é mais elevado do que o dos analgésicos opióides. Causam menos dependência/tolerância e podem ser utilizados para tratar a dor ligeira a moderada. Nos casos em que os AINEs estão contra-indicados, podem ser utilizados opióides, com a limitação da sua propriedade anti-inflamatória. O AINE mais utilizado nas DTM é o acetaminofeno, que tem boa tolerância por parte dos doentes e efeitos secundários mínimos. Outras classes de AINE normalmente utilizadas nas DTM incluem os derivados do ácido acético, nomeadamente o ibuprofeno, o naproxeno, o diclofenac, o aceclofenac, o cetoprofeno e a indometacina (derivado do ácido indol-acético). [91]

Existem evidências sobre os potenciais efeitos adversos dos AINE quando consumidos durante um longo período de tempo em doses elevadas. Provocam irritação gástrica, alergias, doença renal e acontecimentos cardiovasculares adversos. Para evitar a irritação gastrointestinal, que é a queixa mais comum dos doentes, deve pedir-se-lhes que tomem os medicamentos imediatamente após as refeições. Um inibidor da bomba de protões ou um antagonista H2 pode ser adicionado ao regime para os doentes com boa resposta aos AINE, a fim de evitar os efeitos secundários gástricos previstos. [92] Inibidores selectivos da Cox-2

Os inibidores da COX-2 afectam principalmente a via da COX-2, reduzindo a resposta inflamatória e afectando pouco a função gástrica e renal.

Estudos demonstraram que a COX-2 (mediador inflamatório) está presente no fluido sinovial e nos tecidos da ATM (casos de desarranjo interno). Os inibidores da COX-2 conduzem a uma inibição selectiva e proporcionam efeitos anti-inflamatórios e analgésicos potentes sem influenciar a COX-1 e outras funções fisiológicas. O celecoxib pode ser utilizado no tratamento das DTM crónicas em doentes que não toleram os AINE clássicos. [93]

Por outro lado, outros inibidores da COX-2, como o valdecoxib e o rofecoxib, têm uma maior incidência de acontecimentos cardiovasculares quando tomados durante um período mais longo. O naproxeno, sendo um inibidor duplo da ciclo-oxigenase (COX-1 e COX-2), é considerado mais eficaz no alívio da dor excruciante nas perturbações da ATM do que os inibidores selectivos da COX-2. [94] Corticosteróides

Os corticosteróides são potentes medicamentos anti-inflamatórios que são injectados diretamente na ATM ou aplicados topicamente para reduzir a dor e a disfunção associadas às DTMs. Os corticosteróides sistémicos, embora raramente utilizados para a ID, podem ser utilizados devido às suas fortes propriedades anti-inflamatórias através da supressão da via dos leucotrienos. O corticosteroide oral mais utilizado é a metilprednisolona, que necessita de uma redução gradual da dose até parar. A utilização a longo prazo em doenças da ATM causa hipoplasia condilar através da inibição da atividade condroblástica e aumenta a perda de cálcio. [95] Opióides

Os opiáceos são um grupo de medicamentos que actuam em receptores opiáceos específicos no sistema nervoso central e periférico para proporcionar analgesia. Mas a sua utilização continua a ser controversa devido ao risco de dependência e abuso de substâncias. No entanto, é habitualmente utilizado pelos clínicos com cuidado em doentes seleccionados e com uma monitorização cuidadosa da dose administrada. A utilização de opiáceos como primeira linha de tratamento nas DTM é fortemente desaconselhada. O nível de dor sentido pelo doente e a sua interferência na qualidade de vida global devem ser determinados antes de se prescrever um opióide. O tramadol e a morfina são os medicamentos mais frequentemente prescritos para as DTM. [77] Ansiolíticos

Os medicamentos anti-ansiedade/ansiolíticos podem ser utilizados como parte da terapia de apoio para alterar a perceção do doente em relação ao stress emocional. Estes agentes são depressores ligeiros do Sistema Nervoso Central (SNC) que têm por objetivo controlar os sintomas de ansiedade sem interferir com as funções mentais ou físicas normais. Reduzem o stress, a ansiedade, a insónia e a hiperatividade muscular associadas às DTM. [77]

Os agentes ansiolíticos habitualmente utilizados são do grupo das benzodiazepinas, das quais o diazepam é considerado um fármaco eficaz para reduzir a ansiedade, relaxar os músculos esqueléticos e provocar sedação. A ingestão de uma dose única de diazepam (2,5 a 5 mg) ao deitar pode muitas vezes ser útil para reduzir a tonicidade muscular e diminuir a frequência das actividades parafuncionais nocturnas. Outras benzodiazepinas que podem ser eficazes no tratamento das DTMs são o clonazepam e o alprazolam. As benzodiazepinas não devem ser utilizadas por um período superior a 2 semanas devido ao seu potencial de dependência. A literatura salienta que a retirada rápida após o consumo de rotina durante mais de 2 semanas pode levar à síndrome de abstinência ou de ricochete das benzodiazepinas. Um grande estudo sobre doentes que sofrem de fibromialgia e que receberam alprazolam, ibuprofeno ou uma combinação de ambos, relatou um maior alívio dos sintomas à palpação após seis semanas no grupo que recebeu a combinação de medicamentos. [77]

<u>Relaxantes musculares</u>

Os relaxantes musculares esqueléticos são os medicamentos que reduzem o tónus muscular esquelético e aliviam o aumento da atividade muscular. Os relaxantes musculares actuam quer tratando principalmente a espasticidade nas síndromes do neurónio motor superior, quer a dor muscular e os espasmos nas doenças músculo-esqueléticas periféricas. Diminuem o tónus muscular sem interferir com a função motora, actuando centralmente para deprimir os reflexos polissinápticos. Alguns dos relaxantes musculares esqueléticos mais utilizados incluem o baclofeno, a clorzoxazona e o tiocolchicosídeo. Os receptores GABA B pré e pós-sinápticos são bloqueados pelo baclofeno, o que provoca uma diminuição da transmissão sináptica excitatória no núcleo espinal do trigémeo. O baclofeno é um relaxante muscular periférico utilizado para a dor miofascial e é conhecido pela sua especificidade em relação ao espasmo muscular grave e à dor neurogénica. A clorzoxazona é um relaxante muscular de ação central, que é um derivado da benzoxazolona. Deprime principalmente os reflexos polissinápticos espinhais em detrimento dos reflexos monossinápticos. A clorzoxazona pode ser utilizada para relaxar a atividade muscular hiperactiva relacionada com as DTM. A sedação é um efeito adverso comum em pacientes que consomem relaxantes musculares esqueléticos.[96] <u>Anti-depressivos</u>

As doses baixas de antidepressivos que produzem analgesia, sem evidência de tratamento da depressão, são úteis no tratamento das condições de dor crónica. Os medicamentos que são principalmente administrados para as perturbações da ATM incluem os inibidores da monoamina oxidase (MAO), os antidepressivos tricíclicos (TCA) e os inibidores da recaptação da serotonina (SSRI). [77]

Kinney et al. concluíram no seu estudo que 30% dos doentes que sofrem de DTM apresentam depressão, dos quais 74% com DTM crónicas enfrentaram pelo menos um episódio de depressão major.[97] O inibidor da MAO inibe a atividade da enzima Monoamina Oxidase, que inibe a degradação do neurotransmissor monoamina, aumentando assim a sua disponibilidade. Não são prescritos regularmente devido às suas interacções com os alimentos e os medicamentos e aos seus efeitos secundários, como dores de cabeça, xerostomia, efeitos gástricos (náuseas, vómitos, obstipação, etc.), insónia, tonturas e vertigens. [98]

Os antidepressivos tricíclicos (TCA) bloqueiam a recaptação dos neurotransmissores das monoaminas, incluindo a serotonina e a nor-epinefrina. O aumento da atividade dos neurotransmissores no cérebro está associado a um alívio de alguns sintomas de depressão. Os TCAs ajudam a tratar as perturbações do sono e o bruxismo noturno durante as DTMs. Têm efeitos serotoninérgicos e noradrenérgicos. Os efeitos adversos comuns do medicamento são obstipação, visão turva, hipotensão postural, arritmias ventriculares (em doentes com doença cardíaca pré-existente) e retenção urinária devido à atividade anticolinérgica.[98]

Os inibidores selectivos da recaptação da serotonina (ISRS) e os inibidores da recaptação da serotonina-norepinefrina (IRSN), a mais recente geração de antidepressivos, podem ser considerados eficazes em relação ao seu efeito antidepressivo no tratamento da fibromialgia e das DTM no controlo da dor e na melhoria da qualidade de vida.

vida. Inibe a recaptação da serotonina nas células nervosas do cérebro, levando à disponibilidade de serotonina ativa no cérebro, o que melhora o humor e os sentimentos emocionais do doente. Tanto os SSRI (fluoxetina e paroxetina) como os SNRI (duloxetina e milnaciprano) têm utilizações terapêuticas no tratamento da fibromialgia e da mialgia crónica de origem central. [97]

Os efeitos adversos comuns destes medicamentos são a baixa margem de segurança, perigosos em caso de sobredosagem que pode ser fatal, efeitos secundários anti-colinérgicos, cardiovasculares e neurológicos frequentes. O único objetivo da inclusão destes antidepressivos no tratamento das DTM é o controlo da dor e não o tratamento da depressão. [99]

<u>Anti-histamínicos</u>

Os anti-histamínicos incluem os anti-histamínicos convencionais e os de segunda geração. A prometazina e a hidroxizina, altamente sedativas, são habitualmente utilizadas nas DTM. Antagonizam os receptores H1 centrais e periféricos, proporcionando sedação e ansiólise, aliviando assim as DTM induzidas pelo stress. Podem também ser utilizados para o tratamento de vertigens e náuseas na sequência de DTM. Os efeitos adversos habitualmente observados são sedação, diminuição do estado de alerta, tonturas e descoordenação motora. [100]

Anticonvulsivantes

Os anticonvulsivantes são eficazes no tratamento da dor oro-facial, como a nevralgia do trigémeo, e de perturbações relacionadas, como enxaquecas e cefaleias. Ajudam também a reduzir o mecanismo de sensibilização central da dor na fibromialgia e nas DTM. A gabapentina e a pregabalina são os dois anticonvulsivantes que podem ser utilizados para tratar a dor crónica relacionada com as DTM. [101] A utilização de antagonistas dos receptores N-metil-D-aspartato (NMDA) proporciona um grande alívio da dor oro-facial. Os efeitos secundários são sedação, tonturas, efeitos dissociativos, náuseas e perturbações visuais. Os antagonistas dos receptores NMDA são úteis quando combinados com opióides, uma vez que têm um efeito sinérgico na redução da dor e diminuem a tolerância aos opióides. [101]

Medicamentos injectáveis

Tanto o diagnóstico como o tratamento definitivo podem ser efectuados utilizando vários medicamentos injectáveis para as DTM. Os anestésicos locais podem ser utilizados para fins de diagnóstico e para diferenciar a verdadeira fonte de dor. Podem ser utilizados como injecções intra-articulares, intramusculares ou bloqueios nervosos. Podem ser utilizados para efeitos terapêuticos, quebrando o ciclo da dor em casos de DTM crónicas. Os anestésicos locais mais utilizados são a lidocaína a 2%, a mepivacaína a 3% e a bupivacaína a 0,5%. As injecções intracapsulares de hidrocortisona (ou betametasona) podem ser utilizadas para restringir os movimentos articulares e aliviar a dor. [77]

Foi demonstrado que as injecções de toxina botulínica, especificamente a toxina onabotulínica A, tratam as distonias focais. Trata-se de uma neurotoxina reversível que provoca um bloqueio pré-sináptico da libertação de acetilcolina nas placas terminais motoras, quando injectada no músculo. É injectada utilizando uma agulha curta de calibre 30 (seringa de tuberculina) com cerca de 25 unidades por músculo, principalmente no corpo médio do músculo e o resto é distribuído noutras partes do músculo. [102]

TRATAMENTO CIRÚRGICO

A cirurgia da ATM desempenha um papel essencial no tratamento de pacientes com DI em estágio avançado ou tardio. A intervenção cirúrgica é geralmente indicada quando a terapia não cirúrgica é ineficaz e é geralmente evitada em casos assintomáticos ou minimamente sintomáticos. A ID da ATM não é considerada como uma condição apenas do disco da ATM, mas de toda a articulação e estruturas associadas. Os doentes classificados nas fases iniciais da classificação de Wilkes podem ser tratados eficazmente com modalidades conservadoras ou minimamente invasivas. Por outro lado, as fases avançadas e não recuperáveis podem exigir cirurgias articulares abertas. [74]

1. Métodos cirúrgicos fechados

(1) Artrocentese

Considerações sobre a artrocentese da ATM

Para os doentes que não respondem ao tratamento conservador, a artrocentese torna-se a primeira linha de intervenção antes de submeter o doente a um procedimento cirúrgico de articulação aberta. Trata-se de um procedimento simples e minimamente invasivo, com um risco negligenciável de complicações, ao mesmo tempo que proporciona benefícios significativos, incluindo a melhoria da MMO, do estalido, da dor e do desvio da mandíbula aquando da abertura da boca. [103]

Envolve a lise e a lavagem do espaço articular e é tradicionalmente efectuada de forma fechada, sem visualização da articulação. Envolve a irrigação ativa do espaço articular juntamente com a manipulação da articulação. Ajuda a libertar aderências, melhora a função, elimina mediadores inflamatórios da articulação e é também utilizada para a administração intra-articular de agentes farmacológicos.

No final da lavagem, podem ser injectados esteróides, hialuronato de sódio ou plasma rico em plaquetas (PRP) para aliviar a inflamação intra-capsular e melhorar a função articular. O doente é colocado numa dieta suave e em fisioterapia durante alguns dias após o procedimento, com acompanhamento regular. O principal objetivo da artrocentese é a lise das aderências e a lavagem da articulação, para eliminar os mediadores inflamatórios e reduzir o stress oxidativo intra-articular.

Foram descritas várias técnicas de execução da artrocentese, que podem depender do número de pontos de acesso articular, da técnica de punção simples ou da técnica de punção dupla. [103]

Embora a primeira linha de tratamento em todos os doentes com desarranjo interno deva ser iniciada com métodos não invasivos, visando o controlo dos hábitos para-funcionais, a utilização de analgésicos e anti-inflamatórios, a alteração dos hábitos alimentares e a fisioterapia. A artrocentese deve ser considerada se os métodos conservadores não proporcionarem um alívio adequado ao doente. A artrocentese é um procedimento menos invasivo e eficaz efectuado para a identificação da ATM, que consiste na lavagem da articulação e na administração de medicamentos na articulação. Trata-se normalmente de um procedimento efectuado no consultório sob anestesia local (AL), ocasionalmente assistida por sedação consciente. Esta técnica envolve a inserção de duas agulhas de calibre adequado no espaço articular superior da ATM, numa técnica de punção dupla. Através da primeira agulha, ou agulha de entrada, são injectados 100-300 ml de solução de Ringer com lactato no espaço articular superior. A segunda agulha actua como um portal de saída, permitindo a lavagem da cavidade articular. [103]

Indicações

- Desarranjo interno sintomático da ATM

- Bloqueio fechado agudo (LCA) da ATM; deslocamento anterior do disco sem redução com menos de um mês de evolução que não responde à manipulação passiva da mandíbula ou ao tratamento conservador.

- Bloqueio fechado subagudo (SACL); deslocamento anterior do disco sem redução de 1 a 3 meses de evolução que não responde ao tratamento conservador.

- Fenómeno de disco ancorado diagnosticado por ressonância magnética nuclear.

- Traumatismo da ATM com dor crónica e capsulite causada por chicotada.

- Doença articular degenerativa dolorosa (osteoartrose) refractária ao tratamento conservador. (também pode ser utilizado para alívio sintomático em doentes que aguardam cirurgia)

- Doentes que rejeitam a artroscopia ou que não podem ser submetidos a anestesia geral. [103]

Contra-indicações

- Doença psiquiátrica
- Anquilose fibrosa e óssea
- História de múltiplas cirurgias anteriores da articulação
- Doenças infecciosas regionais

- Doença tumoral regional [103]

Classificação

§enturk MF et al. classificaram as técnicas de artrocentese da ATM, com base no número de punções utilizadas para aceder à articulação e efetuar a lavagem [104] (TABELA 19)

(a) Artrocentese de punção única (SPA)

(b) Artrocentese de dupla punção (DPA).

A SPA é ainda classificada de acordo com o número de agulhas utilizadas.

Tipo 1: Método da cânula de agulha única (SPA Tipo 1)

Tipo 2: Método de punção única utilizando uma cânula de agulha dupla (tipo SPA 2)

Tipo 1 SPA	Tipo 2 SPA
Foi descrita pela primeira vez em 2008 por Guarda- Nardini L et al [105]	Foi descrita em 2007 por Alkan et al. [106]
O tipo 1 é o método de cânula de agulha única em que o influxo e o efluxo passam pela mesma cânula e lúmen	O tipo 2 é o método de cânula de agulha dupla ou de agulha dupla, em que o influxo e o efluxo passam pelo mesmo sistema de cânula, mas utilizam portas e lúmens diferentes
É benéfico na sua capacidade de atingir uma pressão mais elevada no espaço superior da ATM	
A desvantagem desta técnica é que a operação pode demorar mais tempo em comparação com outras técnicas	
Por exemplo, agulha de cânula única	Por exemplo, agulha de duplo lúmen de cano único, cânula de Shepard, cânula concêntrica, cateter intravenoso, cânula de agulha dupla

QUADRO 19; classificação da artrocentese [103]

Artrocentese de dupla punção (DPA)

Nitzan DW et al. descreveram a técnica tradicional de artrocentese de dupla punção que utiliza duas agulhas que são inseridas independentemente e que devem ser trianguladas e localizadas no espaço articular superior para a lise. Esta abordagem permite a lavagem de grandes volumes da articulação, bem como a aspiração e injeção intra-articulares, sempre que necessário. [107] Técnica

Seguindo precauções assépticas rigorosas, é traçada uma linha desde o canto lateral até ao ponto mais posterior e central do tragus, também referida como linha de Holmlund-Hellsing (linha HH), seguida da injeção de uma solução de anestésico local (AL) para bloquear o nervo auriculotemporal. O meato auditivo externo (MAE) deve ser ocluído com um tampão de algodão. Nesta técnica, são utilizadas duas agulhas de calibre 18 (recomendado), uma dedicada à entrada do irrigante no espaço articular e a segunda para a saída do irrigante e dos detritos intra-articulares. [107]

O ponto de entrada posterior (primeira agulha) deve ser posicionado ao longo da linha costo-tragal, a 10 mm do meio do tragus anteriormente e 2 mm abaixo da linha costo-tragal. O ponto de entrada anterior (segunda agulha) situa-se 20 mm antes do ponto médio do trago na linha anto-tragal e 10 mm abaixo desta. Esta marcação especifica a localização da eminência da ATM. Enquanto se pede ao doente para manter a boca aberta, a agulha de calibre 18 deve ser introduzida primeiro, dirigindo-se para cima, para a frente e para dentro, até uma profundidade de cerca de 2 cm para além do ponto de inserção, onde a ponta da agulha entra em contacto com a parede posterior da eminência articular. Segue-se a injeção de 2 a 3 ml de solução de Ringer Lactato (RL) para expandir o espaço articular e determinar se a agulha está dentro do compartimento articular superior. A segunda agulha deve ser inserida utilizando o ponto de referência explicado anteriormente. Normalmente, são injectados 150-200 ml de solução de RL no espaço articular superior durante um período de 10-15 minutos através da primeira agulha. [107]

A segunda agulha é utilizada para drenar a solução (saída), simultaneamente, para estabelecer a lavagem da cavidade articular. O papel da primeira e da segunda agulha como portas de entrada e saída, respetivamente, pode ser invertido para continuar a lavagem. No final do procedimento, a remoção das agulhas deve ser seguida de um penso de pressão esterilizado durante 24-48 horas no pós-operatório (FIGURA 41). [107]

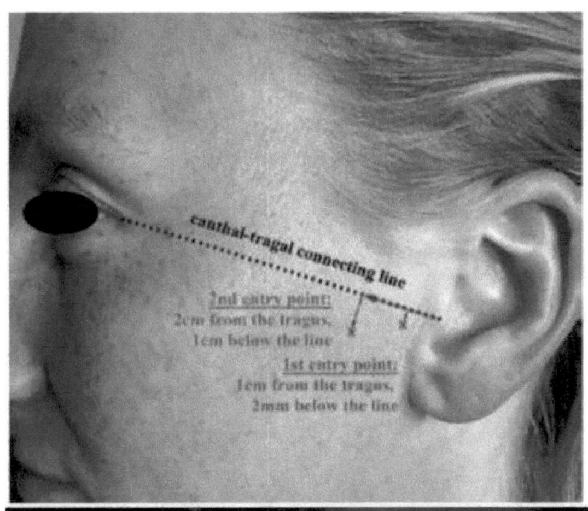
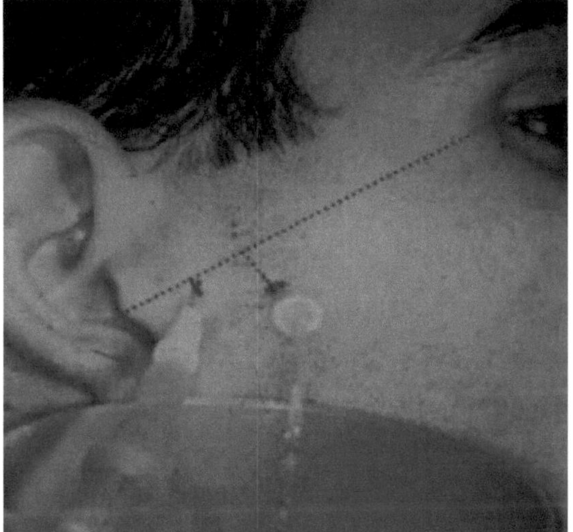

FIGURA 41; Marcação dos dois pontos na linha HH e artrocentese de dupla punção. [107]

Artrocentese de punção única (SPA)

A artrocentese de punção única requer apenas uma punção no compartimento articular superior. É considerada segura, fácil de efetuar, com tempo de procedimento reduzido, e é minimamente invasiva.[104] Técnica

Este procedimento pode ser efectuado com dois tipos de agulhas:

(1) uma agulha dupla concêntrica que está disponível em diferentes calibres

(2) uma agulha única com dois lúmens adjacentes, um utilizado para a entrada e o outro para a saída. [104]

O doente deve estar preferencialmente sentado num ângulo de 45 graus, com a cabeça virada para o lado não afetado. A região peri-auricular afetada deve ser preparada com uma solução anti-séptica/antimicrobiana e devem ser seguidas medidas assépticas rigorosas para o acesso à articulação. O bloqueio do nervo auriculotemporal deve ser administrado imediatamente antes da junção do tragus e do lóbulo da orelha com 1,8-2 ml de solução de AL. O MAE do lado afetado deve ser ocluído com um tampão de algodão e a marcação para a agulha deve ser feita com tinta de marcação esterilizada. É traçada uma linha desde o tragus até ao canto externo do olho, tal como descrito anteriormente. A agulha deve ser inserida no espaço articular 2 mm abaixo e 10 mm antes da extremidade média do tragus da linha HH (Ponto A), seguida de lavagem do espaço articular superior com 150-200 ml de solução de Lactato de Ringer. (FIGURA 42)[104]

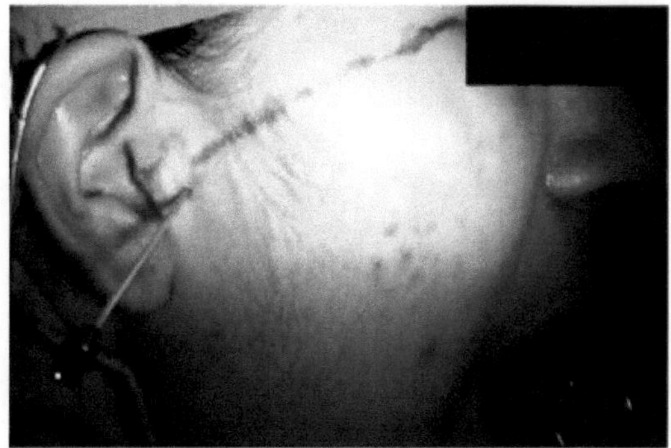

FIGURA 42; Artrocentese de punção única [107]

Artrocentese com bomba de irrigação

Yura et al. descreveram a eficácia da artrocentese utilizando um acelerador de infusão sob alta pressão (pressão máxima, 40 KPa). A hipótese afirma que a alta pressão elimina as aderências, alarga os espaços articulares e conclui que a artrocentese com pressão suficiente pode ser eficaz para os casos de bloqueio fechado com aderências no compartimento articular superior. Deve-se ter em mente a possibilidade de complicações com o uso de alta pressão mecanizada no espaço intra-articular e nos tecidos circundantes. [108]

Alkan et al. descreveram uma modificação no procedimento de artrocentese que envolve a ligação de uma bomba de irrigação de um motor de implante cirúrgico/dentário à agulha de entrada, introduzindo a irrigação automática sob alta pressão. Esta modificação proporciona uma pressão hidráulica elevada no espaço intra-articular. (FIGURA 43) [109]

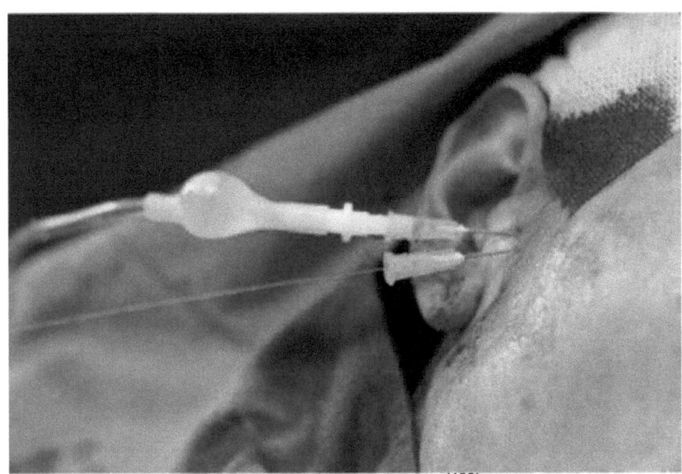

FIGURA 43; Artrocentese com bomba de irrigação [109]

Solução de lavagem

Na maioria dos casos, tem sido utilizado o lactato de Ringer ou soro fisiológico para injetar no espaço articular superior para a artrocentese. O tecido fibroso do disco articular tem uma melhor tolerância para a solução de Ringer do que para uma solução salina isotónica. Uma vez que o lactato de Ringer, em comparação com outros irrigantes, está próximo do soro humano, considera-se que é mais bem tolerado pelos tecidos. O volume de solução utilizado para a ATM varia de 50 a 500 ml. **Artrocentese com injeção intra-articular**

Após uma irrigação adequada, recomenda-se a injeção de corticosteróides ou de hialuronato de sódio para reduzir a inflamação intra-capsular e melhorar a função. Também são úteis para reduzir a dor e a disfunção associadas ao processo inflamatório nas articulações e para reduzir a fricção funcional. A injeção de hialuronato de sódio na articulação demonstrou um efeito analgésico mais rápido e duradouro, uma vez que se trata de um polissacárido viscoso de elevado peso molecular que lubrifica e permite a proteção subsequente da cartilagem articular. [104]

De acordo com Alpaslan et al. independentemente da melhoria dos sintomas das DTMs em resultado das injecções intra-articulares, o prognóstico após a sua utilização é imprevisível, uma vez que os efeitos secundários locais podem influenciar os resultados. Os efeitos secundários da injeção intra-articular de glucocorticóides incluem a destruição da cartilagem articular, a infeção e a progressão da doença articular degenerativa já diagnosticada. [110]

Embora muitos autores defendam os benefícios da utilização de uma lavagem pós-cirúrgica da articulação com uma dose única de esteroide (succinato sódico de hidrocortisona) após a lavagem da articulação, sem efeitos adversos clínicos óbvios. A lavagem com uma dose única de esteroide tem a vantagem de reduzir a inflamação sinovial existente, juntamente com a redução do edema pós-cirúrgico/artrose. [104]

Kopp et al. verificaram que a artrocentese da ATM com injecções intra-articulares de hialuronato de sódio e corticosteróides é conhecida por reduzir os sintomas clínicos e a disfunção sentida pelos pacientes. [111]

Girrardi GB et al. demonstraram que tanto a betametasona como o hialuronato de sódio produzem resultados semelhantes após a artrocentese e podem ser utilizados com segurança. [112]

Uma revisão sistemática efectuada por Davoudi A et al. sobre os efeitos de vários fármacos utilizados após a artrocentese concluiu que não existia uma diferença significativa entre os vários esteróides utilizados por diferentes operadores e que também não existia uma diferença significativa quando eram utilizadas diferentes classes de fármacos.[113]

Um estudo esporádico concluiu que foram observados resultados favoráveis quando a lavagem foi realizada com água ozonizada seguida de injeção de ozono na ATM, em comparação com os grupos de estudo com esteróides. [114]

Os agentes farmacológicos habitualmente utilizados para a injeção intra-articular incluem esteróides, ácido hialurónico, fármacos à base de morfina e plasma rico em plaquetas. A maior parte da literatura disponível refere a superioridade dos protocolos com injecções intra-articulares, independentemente do agente utilizado. No entanto, nenhum agente farmacológico isolado demonstrou superioridade em relação a outro num ensaio de controlo aleatório. [115] **(ii)**

Artroscopia

A artroscopia é outra modalidade de tratamento utilizada na gestão da ID da ATM. Envolve a utilização de um endoscópio introduzido na cavidade articular que permite o exame ou tratamento intra-articular. Normalmente, é utilizado um endoscópio com um diâmetro de 1,9-2,7 mm para efetuar a artroscopia da ATM. É tão eficaz e por vezes superior à artrocentese para remover as aderências articulares, melhorar a função e reduzir a dor na ID. Pode ser de diagnóstico ou terapêutica. [104] **Artroscopia de diagnóstico**

Ajuda na visualização de várias áreas no espaço articular, permitindo subsequentemente a lise das aderências e a lavagem da articulação. O diagnóstico da fase da ID, as alterações na sinóvia causadas pela inflamação podem ser identificadas e registadas, seguindo-se a administração de medicamentos no espaço articular. Os doentes com deslocação do disco sem redução podem apresentar aderências fibrosas pronunciadas e alterações inflamatórias acentuadas. A lise e a lavagem sob visão artroscópica são eficazes nestes doentes, desde que a ID (DDwoR) seja de curta duração. [104]

Artroscopia cirúrgica

Implica a realização de uma intervenção cirúrgica dentro e à volta da articulação sob visão artroscópica. Juntamente com o endoscópio, são introduzidos na articulação instrumentos cirúrgicos como agulhas e facas de libertação, ganchos, sondas, tesouras, pinças ou máquinas de barbear através de uma porta de trabalho cirúrgica separada. Pode ser empregue para remover aderências, reparar o disco, recapitulação/ampliação do disco, sinovectomia, discectomia e eminectomia. [104] <u>Anatomia artroscópica da ATM</u>

A compreensão da anatomia artroscópica da articulação é a chave para um diagnóstico e tratamento bem sucedidos. As várias regiões anatómicas que necessitam de ser identificadas incluem: bolsa posterior que contém o recesso, sombra pterigoide lateral, disco condilar, tecido retrodiscal e a bolsa anterior que inclui a junção da cartilagem do disco e do músculo pterigoide lateral. As sete áreas vitais observadas durante o exame artroscópico são: cobertura sinovial medial, sombra pterigoide, sinóvia retrodiscal, vertente posterior da eminência articular e fossa glenoide, disco articular, zona intermédia e recesso anterior. [117] (FIGURA44)

1. <u>A cortina sinovial medial</u> tem um revestimento branco-acinzentado, translúcido e tenso, com estrias superiores e inferiores distintas. O seu aspeto é um dos principais indicadores da sinovite da ATM, sendo que o aumento da proliferação capilar e a hiperemia da cortina sinovial medial sugerem um estado inflamatório agudo, enquanto que um aspeto fibrótico ou esbranquiçado indica uma sinovite crónica.

2. <u>A sombra pterigoide</u> está situada anteriormente à cortina sinovial medial. Em estados patológicos, podem ser observados eritema acentuado e

hipervascularização. Além disso, a sombra pode diluir-se até à extensão da perfuração, seguida de herniação do músculo pterigoide diretamente para o aspeto anteromedial do espaço articular superior[117]

3. A sinóvia retrodiscal. A membrana sinovial cobre a inserção posterior do disco e está relacionada superiormente com a fossa temporal. Quando a boca está aberta, a inserção posterior assume uma conformação em forma de crista, denominada protuberância oblíqua (zona 1). O tecido retrodiscal está situado póstero-superiormente, ligado ao processo glenoidal posterior (zona 2). O seu recesso lateral pode ser lateral à protuberância oblíqua (zona 3), e confere um aspeto hiperémico ou petequial à sinóvia em estados patológicos. A sinovite crónica é caracterizada por hiperplasia sinovial, com aumento da proliferação das pregas tecidulares.

4. A vertente posterior da eminência articular apresenta carateristicamente uma fibrocartilagem espessa, branca e altamente reflectora, com estrias antero-posteriores intercaladas. Nos estados patológicos, são frequentemente detectados vários estádios de condromalácia, que podem deteriorar-se até à formação de crateras e à exposição do osso subcondral. Nos estados inflamatórios, é frequente observar-se a presença de tecido sinovial rastejante na fossa glenoide e na vertente posterior da eminência. [117]

5. O disco articular tem um aspeto leitoso, altamente refletor, sem estrias. Em estados patológicos, observa-se a infiltração de sinóvia na superfície do disco, sendo a fragmentação da superfície geralmente uma indicação de perfuração iminente ou existente do disco. Nos casos de perfuração do disco, o microscópio pode ser introduzido através da perfuração para examinar o espaço articular inferior.

6. A zona intermédia tem um aspeto branco sobre branco, e a concavidade do disco pode ser vista.

7. O recesso anterior é examinado no canto medioanterior mais extremo da prega e da sombra pterigoide. A união entre a cápsula sinovial lateral e a prega disco-sinovial anterior pode ser observada no local anterolateral. Em estados patológicos, pode observar-se o aumento da vascularização da bolsa sinovial anterior e sinais de inflamação sinovial, ocasionalmente com redundância sinovial e plicae sinovial [117]

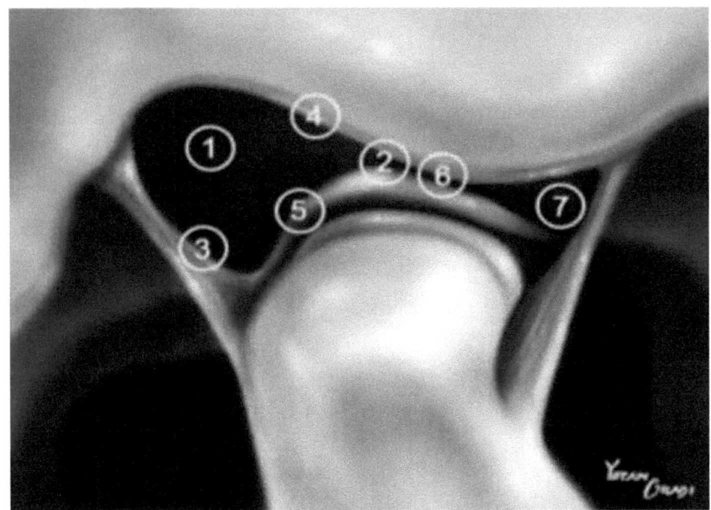

FIGURA 44; Durante a artroscopia diagnóstica da articulação temporomandibular, são sete as áreas anatómicas que devem ser examinadas: (1) o campo sinovial medial, (2) a sombra pterigoide, (3) a sinóvia retrodiscal e o ligamento posterior, (4) a vertente posterior da eminência articular e a fossa glenoide, (5) o disco articular, (6) a zona intermédia e (7) o recesso anterior. (8) O espaço articular inferior não é explorado rotineiramente. Nos casos de perfuração do disco, o espaço articular inferior pode ser examinado através da introdução do microscópio na perfuração. [116]

<u>Armamentário</u>

O armamentário básico e avançado utilizado para a artroscopia da ATM é enumerado, o que é essencial para executar procedimentos artroscópicos de nível I (diagnóstico) a nível III (lise, lavagem e discopexia). (TABELA 20) (FIGURA 45)

Instrumentos necessários para a artroscopia I a III

- Artroscópio da ATM (de preferência de 30°) com bainha
- Cânula com trocarte e obturadores (cortantes e rombos)
- Sondas; rectas, com gancho
- Fonte de luz
- Pinças de biopsia; tipo serrilhado, tipo cesto
- Tesoura
- Faca
- Sistema de ablação de alta frequência/cautério de ponta longa

- Punção de sucção

- Meniscus mender; agulhas rectas e curvas com estilete e laço de sutura

- Raspagem de ossos

- Curetas

- Retriever dourado

- Máquinas de barbear e de raspar motorizadas

- Unidade laser

- Sistema de câmaras

- Agulhas (18G/16G)

QUADRO 20; Instrumentos necessários para a artroscopia^)[16]

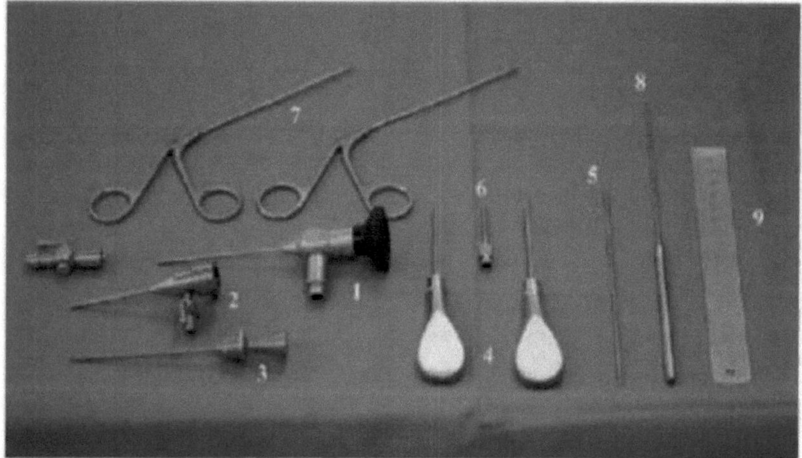

FIGURA 45; O armamento básico para a artroscopia da ATM contém: (1) artroscópio, diâmetro de 1,9 mm, comprimento de 6,5 cm; (2) bainha de artroscópio de alto fluxo; (3) trocarte; (4) obturador pontiagudo e rombo; (5) hastes de troca para a bainha e (6) cânula; (7) pinça de biópsia, mandíbulas de ação simples; (8) sonda em gancho; e (9) régua[116]

<u>Técnica artroscópica</u>

Existem várias técnicas de punção que podem ser utilizadas para realizar a artroscopia da ATM. Estas incluem a punção simples, a técnica de punção dupla, a técnica de punção tripla e a técnica de punção do espaço articular inferior para discopexia artroscópica. A seleção da técnica baseia-se nos requisitos individuais do doente, no diagnóstico de trabalho e na preferência do operador. Atualmente, o método de artroscopia mais praticado envolve a técnica de punção dupla com a

154

colocação de duas cânulas no espaço articular superior. [116]

> Identificar e localizar os pontos de referência para uma entrada precisa no espaço articular superior e inserção do trocarte de forma adequada.

> Uma vez palpada a região pré-auricular para determinar a posição da cabeça do côndilo, movendo passivamente a mandíbula em posição de boca aberta e fechada, é traçada uma linha entre o centro do tragus e o canto lateral do olho do mesmo lado (linha de Holmlund-Hellsing, HH).

> O ponto de inserção do primeiro trocarte é marcado a 1 cm do centro do tragus anteriormente e 2 mm para baixo a partir do ponto acima (Ponto A). Este ponto indica a área de concavidade máxima da fossa glenoide. (116)

> O segundo local de punção é marcado a 2 cm do tragus na linha anterior e 1 cm abaixo da marcação acima (Ponto B).

> A solução anestésica local (AL, lidocaína a 2%) é injectada, inserida a partir da junção do tragus e da face, dirigindo-se para a cabeça do côndilo. Assim que o osso é atingido, a solução anestésica local é injectada no espaço articular superior, até se sentir o efeito de mergulho na seringa. Podem ser necessários cerca de 1,5 a 2 ml de AL para insuflação. [116]

> O ponto de referência para a primeira punção é o ponto A. A primeira inserção é efectuada com um trocarte afiado com bainha/manga, perfurando o ponto A sem puxar a pele e palpando a parte côncava do zigoma. O zigoma é atingido no bordo superior-inferior com o trocarte.

> O trocarte é utilizado para descolar o periósteo inferiormente até perfurar o espaço articular superior.

> O trocarte afiado é retirado e substituído por um obturador rombo após a penetração inicial na pele e a sensação de perda de resistência da punção capsular, antes de continuar a avançar no espaço articular, para evitar qualquer lesão intra-articular.

> O espaço articular pode ser acedido a uma distância aproximada de 25 mm do local de punção da pele, numa direção ascendente e descendente abaixo do contacto ósseo inicial do trocarte. [116]

> Depois de a cápsula articular ser perfurada e o trocarte ser substituído pelo obturador antes de continuar a avançar no espaço articular, o fluxo de saída é verificado. Assim que o fluxo de saída confirmar a localização espacial da cânula no espaço articular, o obturador é substituído pelo artroscópio para visualização

do espaço articular superior (no monitor/ecrã/visor de saída).

> A solução (geralmente lactato de Ringer) para lise e lavagem é introduzida na articulação e é efectuada uma segunda punção para o escoamento da solução e do conteúdo inflamatório no ponto B, utilizando uma agulha 18G ou uma cânula de porta de trabalho. [116]

Durante a artroscopia, o "red-out" ocorre se houver excesso de sangue misturado com o fluido de irrigação causado por um fluxo insuficiente para a articulação. Indica que o fluxo de entrada e saída de fluido deve ser verificado e ajustado para manter o fluxo ideal do fluido de irrigação. (FIGURA 46)

De acordo com os requisitos e o nível da cirurgia artroscópica, podem ser necessárias mais punções para as cirurgias intra-articulares avançadas.

• Nível I: Artroscopia de diagnóstico

• Nível II: Varrimento de diagnóstico seguido de lise e lavagem do espaço articular

• Nível III: Lise e lavagem seguidas de Discopexia [116]

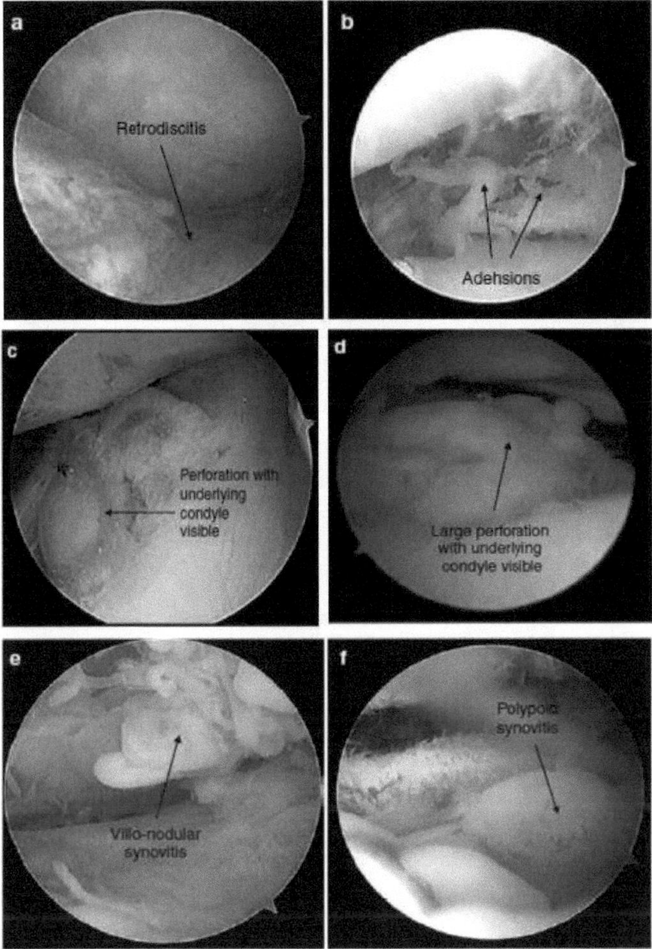

FIGURA 46; Patologia artroscópica. (a) Retrodiscite (b) Aderências (c) Pequena rotura/perfuração do disco (d) Perfuração grande com côndilo visível (e) Sinovite Villonodular (f) Sinovite polipoide [21]

Complicações

- Quebra de instrumentos

- Formação de cicatrizes no local da punção

- Traumatismo do VII nervo craniano

- Lesão da glândula parótida, artrofibrose

- Hemorragia

- Edema pós-operatório

- Extravasamento de fluidos para os tecidos circundantes

- Infeção no local da artroscopia ou na articulação
- Recorrência ou recidiva do distúrbio articular
- A inserção incorrecta do trocarte pode provocar a perfuração do canal auditivo ou do campo sinovial medial.
- Perfuração da fossa glenoide com hematoma subdural/epidural É aconselhável abortar o procedimento quando se verifica uma das complicações acima referidas, bem como gerir a complicação de forma adequada. No entanto, a realização criteriosa do procedimento permite obter resultados favoráveis com esta técnica. [117] Indicações

Existem várias indicações e contra-indicações que requerem consideração para a artroscopia da articulação temporomandibular. A Associação Americana de Cirurgiões Orais e Maxilofaciais enumerou cinco indicações principais para a artroscopia da ATM:

- desarranjo interno da ATM, principalmente nos estádios 2-4 de Wilkes,
- doença articular degenerativa,
- sinovite,
- hipermobilidade dolorosa ou luxação recorrente do disco, e
- hipomobilidade causada por aderências intra-articulares. <u>Contra-indicações</u>
- Anquilose óssea
- Infeção aguda
- Tumores com risco de disseminação Doenças sistémicas
- alterações anatómicas da arquitetura articular [118]

<u>Vantagens da artroscopia da ATM</u>

- Visualização direta do espaço articular.
- Diagnóstico preciso da articulação patológica sob visão direta.
- Podem ser efectuadas biópsias e colheitas de fluidos.
- Procedimento minimamente invasivo. [116]

<u>Limitações da artroscopia da ATM</u>

- Disponibilidade do equipamento.
- É necessária a proficiência do operador e formação suficiente. Trata-se de um procedimento sensível do ponto de vista técnico.
- O procedimento deve ser interrompido em caso de punção desfavorável ou de complicação. [116]

<u>Artroscopia avançada para a ATM</u>

As técnicas de artroscopia avançada são indicadas quando a perturbação da articulação não responde ao tratamento médico e aos procedimentos minimamente invasivos, mas requer modificações estruturais na articulação e à sua volta. Existem vários instrumentos adicionais que podem ser necessários para a intervenção artroscópica avançada. [116]

<u>Outras modalidades adicionais de tratamento artroscópico</u>

Existem várias modalidades de tratamento adicionais documentadas que podem ser combinadas com a artroscopia da ATM e o procedimento pode ser realizado para a gestão da disfunção articular que inclui a utilização de tratamento com jato de água, lasers (CO2, Nd:YAG e Holmium) e a utilização da técnica de navegação cirúrgica[116]

Artroscopia da articulação temporomandibular com artroscópio de cânula única operatório (OSCA)

<u>Ferramentas cirúrgicas</u>

1. O artroscópio; um endoscópio interdisciplinar semirrígido Polydiagnost (Hallbergmoos, Alemanha), com 0,9 mm de diâmetro e 181 mm de comprimento, com uma ligação de luz padrão [119]

2. Carrinho de endoscopia (AESCULAP) com um ecrã plano Full HD de 26", câmara Full HD de 3 chips, fonte de luz de xénon Axel 300 e um sistema de documentação digital Full HD Eddy. [119]

3. Cânulas de 1,6 mm, 2 mm e 2,4 mm de diâmetro.

4. Sonda de diâmetro <1 mm e pode ser uma sonda reta ou em gancho.

5. Pinças e pinças de biopsia

6. Agulhas espinhais (>150 mm) e com um diâmetro <1 mm.

7. Laser Holmium:YAG (FIGURA 47, 48, 49, 50) [119]

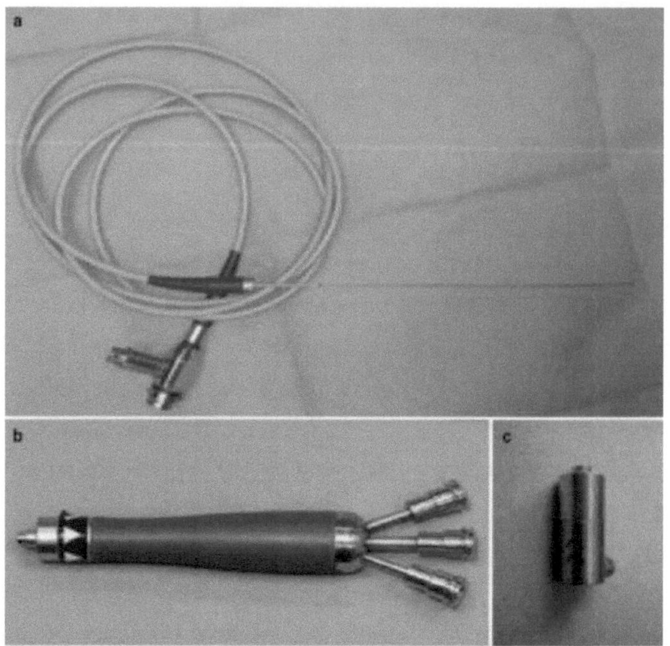

FIGURA 47; (a) Endoscópio semirrígido interdisciplinar Polydiagnost. (b) Punho de ligação Luer lock fêmea de 3 vias. (C). Ótica deslocada)[119]

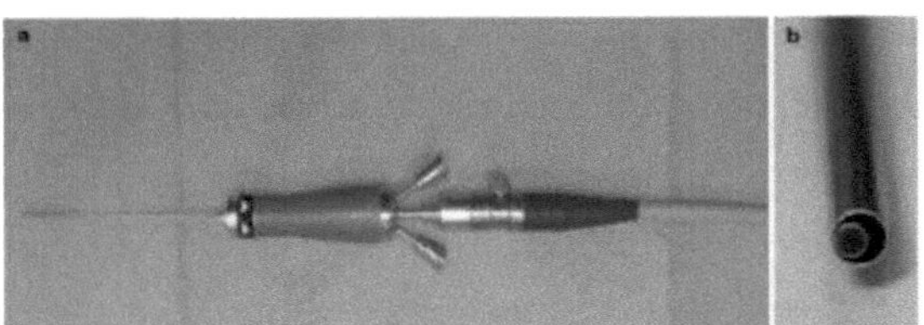

FIGURA 48; (a) Endoscópio, pega de ligação de 3 vias e deslocador ótico ligados em tandem. (b) Fibra ótica na cânula[119]

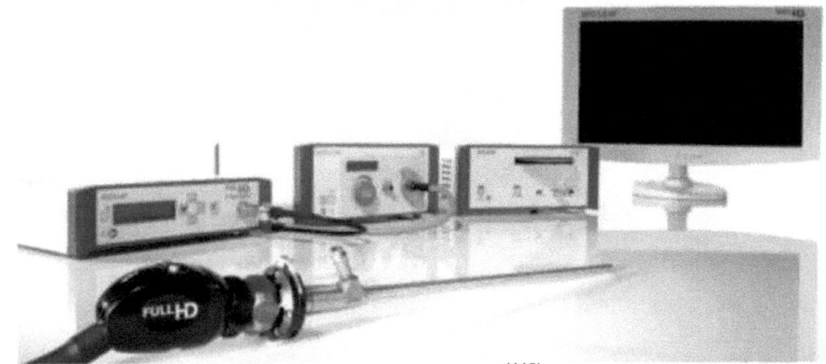

FIGURA 49; Sistema de endoscopia AESCULAP[119]

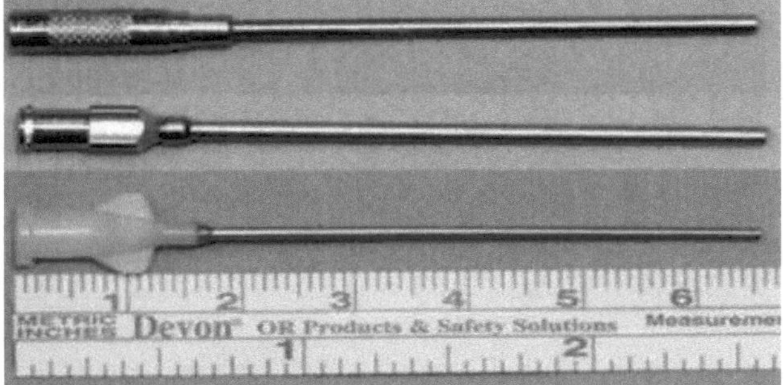

FIGURA 50; cânulas de 1,6 mm, 2 mm ou 2,4 mm[119]

Artrocentese de uma via

A artrocentese de uma via permite a localização inicial da ATM, para além da sua visualização durante a irrigação e a artrocentese. > A OSCA pode ser efectuada sob sedação e anestesia local ou sob anestesia geral.

> O doente é então colocado em posição supina e é estabelecida uma via aérea através de intubação nasotraqueal. O local da cirurgia é preparado com uma solução anti-séptica adequada, isolando o campo cirúrgico e identificando os pontos de referência anatómicos para evitar complicações.

> É estabelecida uma linha tragocantal e o ponto de penetração da cânula é planeado 10 mm antes do trago médio e 5 mm caudal à linha tragocantal.

> Em seguida, com uma agulha 22G, são injectados 2 ml de bupivacaína na cápsula articular superior, para expandir as estruturas. Quando se utiliza uma seringa de 3 ml, pode sentir-se uma contrapressão ao penetrar no espaço articular. A injeção de epinefrina diretamente no espaço articular pode prejudicar a visualização da vasculatura sinovial, que é fundamental para avaliar a inflamação. Por conseguinte, os vasoconstritores só devem ser administrados após uma avaliação inicial. [119]

> Utilizando uma técnica inferiolateral padrão, é introduzido um trocarte afiado para introduzir uma cânula a uma profundidade de 25 mm, no espaço articular superior.

> O trocarte afiado é removido e um obturador rombo é então utilizado, usando um movimento de varrimento, para separar os tecidos moles dentro da ATM.

> O artroscópio é então inserido através da conexão do meio do Luer lock fêmea de três vias, enquanto as outras duas conexões servem como canais de irrigação e de trabalho.

> Duas linhas de tubos com conetor Luer lock fêmea são ligadas às outras duas portas. A "artrocentese de uma via" é efectuada através do canal de irrigação e o fluxo de saída da lavagem sai pelo canal de trabalho.

> A ATM é irrigada com solução de lactato de Ringer ou solução salina normal padrão, introduzida através de uma seringa de 50 ml com um movimento de bombeamento, ou infundida continuamente através de um saco colocado num manguito de pressão. Deve evitar-se o extravasamento de fluidos. (FIGURA 51) [119]

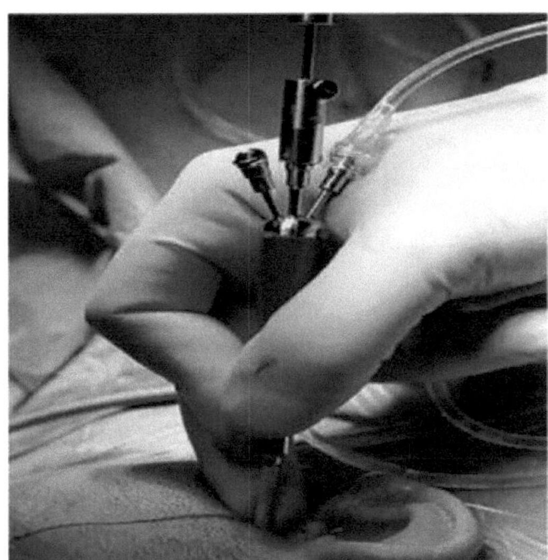

FIGURA 51; Artrocentese de uma via; o artroscópio é introduzido na ATM através da ligação intermédia da Luer lock fêmea de três vias; a linha de irrigação também é vista. [119]

Artrocentese padrão sob visualização

É inserida uma agulha 18G 5 mm antes e 5 mm caudal ao ponto de punção, para servir de porta de saída. O canal de saída é então utilizado como canal de funcionamento do sistema OSCA. As decisões relativas aos instrumentos e/ou fibras laser mais adequados serão então tomadas com base nos achados patológicos no espaço superior da ATM. (FIGURA 52)

A cortina sinovial medial, a sombra pterigoide, a sinóvia retrodiscal, a vertente posterior da eminência articular, o disco articular, a zona intermédia e o recesso anterior da ATM são então visualizados e avaliados. [119]

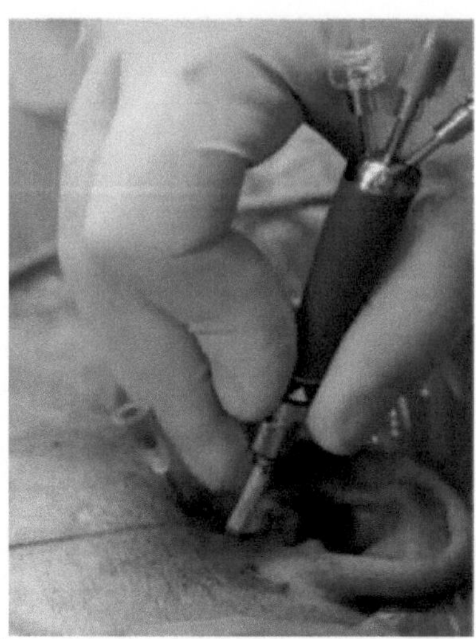

FIGURA 52; Artrocentese padrão sob visualização de diagnóstico^)[19]

OSCA com orientação visual

Durante a OSCA pode ser utilizada uma variedade de instrumentos manuais ou mecânicos; os achados patológicos ou a indicação ditarão a adequação do instrumento. O laser Ho:YAG é preciso e seguro e pode ser utilizado para uma vasta gama de intervenções que abordam patologias internas e desarranjos das articulações. (FIGURA 53) [119]

As suas capacidades de corte podem ser aplicadas a aderências graves e executar a libertação anterior com discopexia. Também pode ser utilizada para ablacionar vasos dilatados do tecido sinovial. A contração do tecido sinovial retrodiscal para conseguir o reposicionamento posterior do disco pode ser induzida utilizando o seu modo de contração. [119]

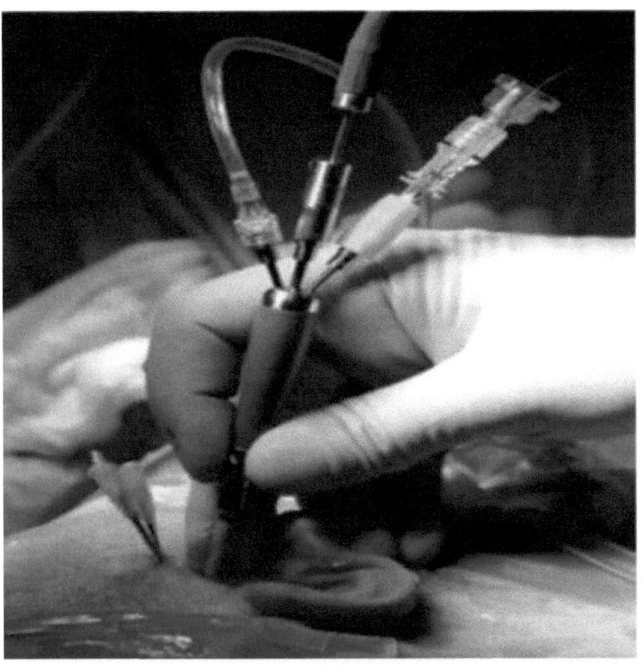

FIGURA 53; OSCA guiada visualmente. Configuração intra-operatória da fibra laser Ho:YAG[119]

Intervenções cirúrgicas utilizando a técnica OSCA

Libertação de aderências do recesso anterior e posterior

A sonda do laser Ho:YAG, colocada no modo de corte, é colocada no aspeto mais medial da articulação e depois varrida lateralmente ao longo da junção disco-sinovial com uma manobra inferoanterior. A lise é completada com uma varredura medial a lateral ao longo da eminência articular, com uma manobra superoanterior. As duas manobras são repetidas até que o volume adequado do recesso seja restaurado. A lise do recesso anterior é frequentemente seguida pela lise do recesso posterior. [119] Sinovectomia

A OSCA assistida por Ho:YAG também pode ser utilizada para uma redução eficaz da sinóvia redundante e a resposta positiva manifesta-se por uma mudança de cor de vermelho vivo para castanho claro ou esbranquiçado. [119]

Libertação anterior

Utilizando o laser Ho:YAG em modo de corte, a cápsula sinovial é incisada imediatamente antes e paralelamente à margem anterior do disco, após o que podem ser observadas as fibras musculares que penetram no disco e na cápsula.

A dissecção deve ser efectuada até uma profundidade de 5 mm ou até que a banda anterior esteja totalmente móvel, sem amarras. A miotomia no canto mais anteromedial é executada com cuidado, tentando-se identificar a artéria de 1 a 2 mm de diâmetro que geralmente corre subjacente à junção disco-sinovial anteromedial. [119]

Uma vez conseguida a redução do disco, pode estar presente um excesso de sinóvia redundante na flexura retrodiscal. Mesmo com um pequeno reposicionamento do disco e menos evidência de redundância, quando a discopexia não é efectuada, a escarificação/contratura posterior é executada. [119]

Vantagens da OSCA

Uma análise comparativa da OSCA em relação à artroscopia padrão é descrita a seguir. (TABELA 21)

Parâmetros	Punção simples	Punção duplo	OSCA
Indicação principal	Diagnóstico e intervenções básicas	Artroscopia avançada	Artroscopia avançada
Proficiência necessária	Baixa	Elevado	Baixa
Duração da ação	Curto	Longo	Curto
Número de punções	1	2	1
Número de cânulas de trabalho	1	2	1
Risco de lesão do nervo facial	Baixa	Elevado	Baixa
Risco de cicatriz facial	Baixa	Elevado	Baixa
Eficácia no alívio da dor	Baixa	Elevado	Elevado
Eficácia na melhoria da abertura da boca	Baixa	Elevado	Elevado

TABELA 21; Comparação da OSCA com as técnicas de artroscopia convencionais^)[19]

Administração intra-articular de medicamentos através de OSCA

Antes do advento da artroscopia, os medicamentos intra-articulares eram injectados às cegas na ATM. A técnica OSCA permite a injeção de medicamentos guiada visualmente, em locais articulares anatómicos específicos. [119] Esteróides

Os vários benefícios da injeção de esteróides (por exemplo, acetato de metilprednisolona (depo-medrol da Pfizer Inc.)) na redução da irritação muscular e do espasmo, diminuindo consequentemente a dor articular durante a função. Os fármacos podem ser introduzidos intra-articularmente utilizando uma seringa de 3 ml com uma agulha espinal 25G diretamente em estruturas específicas da ATM, sob orientação visual. [119] Toxina Botulínica A

A toxina botulínica tipo A (Botox) tem um efeito terapêutico bem documentado nas perturbações funcionais e proporciona alívio sintomático em casos de distonia. Relatórios recentes de von Lindern, Israel, Mendes e outros mostraram resultados promissores após a injeção local de Botox em doentes que sofrem de dor facial crónica secundária a músculos mastigatórios hiperactivos. A investigação que avalia a eficácia da injeção direta de Botox na cabeça superior do pterigoide lateral na sombra do pterigoide ainda está em curso. [119] <u>Ácido hialurónico</u>

O ácido hialurónico, um polissacárido glicosaminoglicano produzido pelos condrócitos articulares e sinoviócitos, é um componente de muitos tecidos extracelulares, incluindo o líquido sinovial e a cartilagem. A injeção de hialuronato na ATM estimula a síntese endógena de ácido hialurónico, o que pode melhorar a lubrificação intra-articular, facilitando a navegação e minimizando o risco de lesão iatrogénica intra-articular. [119] <u>Concentrados de plaquetas (PC)</u>

Os concentrados de plaquetas autólogos (CPs) contêm um cocktail altamente concentrado de factores de crescimento derivados de plaquetas e componentes de suporte de fibrina endógena, que promovem processos regenerativos e outros processos biológicos, incluindo a cicatrização e a condrogénese durante a reparação da cartilagem.

Estão disponíveis para revisão relatórios recentes sobre a utilização eficaz e segura do plasma rico em plaquetas (PRP), um subtipo de PC, no tratamento da osteoartrite (OA) do joelho em fase inicial. [119]

11. Métodos cirúrgicos abertos

A cirurgia para o desarranjo interno está reservada para os doentes em que os métodos conservadores não cirúrgicos e as técnicas artroscópicas não conseguem controlar a dor e aumentar a amplitude de movimento funcional. Uma vez que a articulação temporomandibular (ATM) é uma articulação gengivo-artrodial com exigências biomecânicas únicas, a mecânica do complexo disco-côndilo pode ser extremamente difícil de reproduzir com qualquer técnica cirúrgica. Os procedimentos de salvamento meniscal estão normalmente confinados a doentes nos estádios II e III de Wilkes, mas podem ocasionalmente ser eficazes também no estádio IV. Na doença em fase V, a taxa de sucesso da reparação meniscal é claramente inferior à das fases anteriores.

A cirurgia de articulação aberta varia desde o reposicionamento meniscal até à meniscectomia com ou sem substituição. Os procedimentos de articulação aberta atualmente aceitáveis incluem os seguintes: [120]

> i) meniscoplastia com ou sem artroplastia,

> ii) meniscectomia,

> iii) meniscectomia com implante temporário de silicone,

> iv) meniscectomia com enxerto autógeno ou alogénico, v) meniscectomia com condiloplastia ou eminoplastia,

> vi) reparação da fixação posterior perfurada com recontorno e reposicionamento meniscal, e

> vii) condilotomia mandibular modificada. [120]

O principal objetivo de todos estes procedimentos é diminuir a dor e aumentar a amplitude de movimento. Um objetivo razoável é uma abertura interincisal de 35 mm com excursões laterais de 4-6 mm. Os resultados funcionais desejáveis permitiriam ao doente mastigar uma dieta normal ou quase normal com uma oclusão estável. Para além disso, é de esperar que os procedimentos artroplásticos abertos reduzam significativamente a dor induzida pela função. [120]

Cirurgia de acesso

> Expor a articulação através de uma incisão endaural ou pré-auricular. Uma vez isolada a cápsula, pode ser utilizada uma pequena quantidade de anestésico local (1 ml) para insuflar o espaço articular.

> A lâmina #15 é então utilizada para efetuar uma pequena abertura através da cápsula lateral para o espaço articular superior. A lâmina é inclinada superiormente a cerca de 45° para evitar qualquer dano iatrogénico no disco à medida que este percorre o pólo lateral para se fixar à cápsula. Pode ser utilizada uma pequena pinça hemostática para alargar a abertura para o espaço articular superior e a saída de líquido sinovial confirma imediatamente que o acesso se encontra no espaço articular superior. (FIGURA 54) [120]

> A lâmina #15 é novamente utilizada para abrir a incisão a partir de um ponto posterior e anterior para visualizar toda a superfície superior do disco e os recessos anterior e posterior do espaço articular. Pode ser utilizado um pequeno elevador para varrer suavemente a parte superior do disco para quebrar quaisquer aderências neste ponto. [120]

> Depois de obter uma visualização adequada do espaço articular, os tecidos circundantes podem ser examinados para detetar sinovite, fibrilações da

cartilagem articular e qualquer evidência de osteoartrose das superfícies ósseas. (FIGURAS 55 E 56)

> A remoção do terço lateral da eminência articular com um pequeno osteótomo é por vezes útil para melhorar a visualização no espaço articular anterior e também aumenta o espaço articular lateral, permitindo um movimento mais livre do disco.

> As aderências no espaço articular superior podem ser removidas e a articulação deve ser observada atentamente para detetar a dobragem do menisco durante a abertura e o fecho ou obstruções ao movimento normal do disco a partir da eminência articular. [120]

> Avaliar o disco na sua dimensão medial-lateral total e assegurar que não existem aderências na superfície medial que dificultem o posicionamento posterior e lateral do disco. Se o côndilo e o disco funcionarem corretamente após estas manobras, o espaço articular pode ser irrigado e a incisão pode ser fechada.

> Alguns cirurgiões preferem utilizar um implante de silicone temporário para evitar aderências do disco à fossa glenoide e à eminência articular. Na maioria dos casos, o espaço articular inferior também deve ser explorado. A lâmina #15 é novamente utilizada para efetuar uma pequena incisão através da cápsula inferior ao próprio disco. Utiliza-se um pequeno elevador periosteal para alargar esta incisão e, em seguida, o elevador mais livre é utilizado para libertar a fixação meniscal lateral. O mesmo elevador é então utilizado para varrer a parte superior do côndilo para libertar o disco a partir de uma abordagem inferior. [120]

> A prevenção de qualquer traumatismo direto na fibrocartilagem da cabeça do côndilo é sempre importante durante estas manobras. A abordagem ao espaço articular inferior pode ser alargada anterior e posteriormente com uma pequena tesoura Iris ou Metzenbaum. O côndilo é agora examinado a partir da abordagem inferior para detetar a presença de degenerescência e osteófitos. [120]

> Um pequeno elevador livre também pode ser utilizado para explorar a superfície inferior do disco para diagnosticar quaisquer perfurações que possam não ser visíveis a partir do espaço articular superior. Nesta altura, deve ser tomada uma decisão relativamente ao tipo de procedimento que será realizado no disco. As opções cirúrgicas são as seguintes:

(i) plicatura do disco - reposicionamento cirúrgico do disco através da sutura do mesmo aos tecidos retrodiscais e capsulares laterais,

(ii) diskopexia - uma "amarração" do disco que fixa o disco a um ponto de aquisição condilar ou fossa,

(iii) lise das aderências nos espaços articulares superior e inferior sem qualquer reposicionamento do disco (este último procedimento pode ser efectuado em conjunto com a eminoplastia), e

(iv) meniscectomia (discectomia) com ou sem substituição. [120] Pode ser utilizado um retractor de Wilkes para auxiliar a visualização e o acesso ao disco, colocando fios de Kirschner no arco zigomático e no colo do côndilo. Nos procedimentos de reposicionamento do disco, o cirurgião tem por vezes de libertar o disco anteriormente, utilizando uma lâmina #15 ou electrocautério para incisar a fixação anterior na área da parede capsular anterior. Teoricamente, esta técnica diminui a tração anterior e medial do músculo pterigoide lateral. [120]

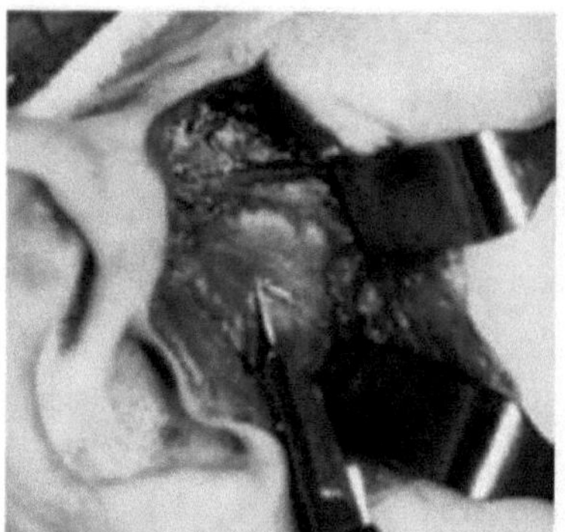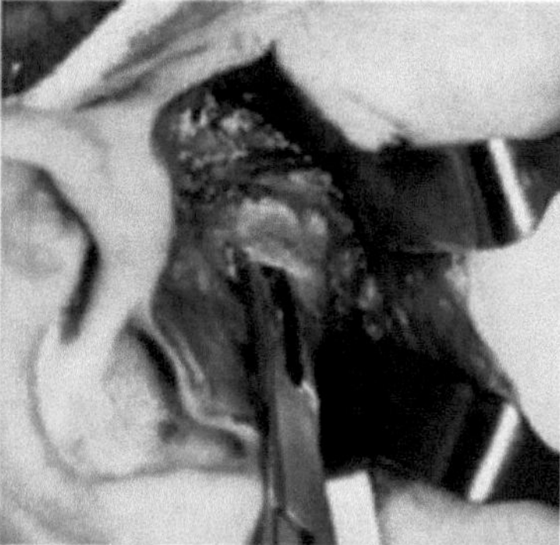

FIGURA 54; Série de fotografias que mostram a incisão da cápsula articular e a entrada no espaço articular superior. Note-se que a lâmina #15 está num ângulo de 45° para evitar ferir o disco. Uma vez efectuada a incisão na cápsula articular, esta pode ainda ser dissecada com a ajuda de uma pinça hemostática curva. [120]

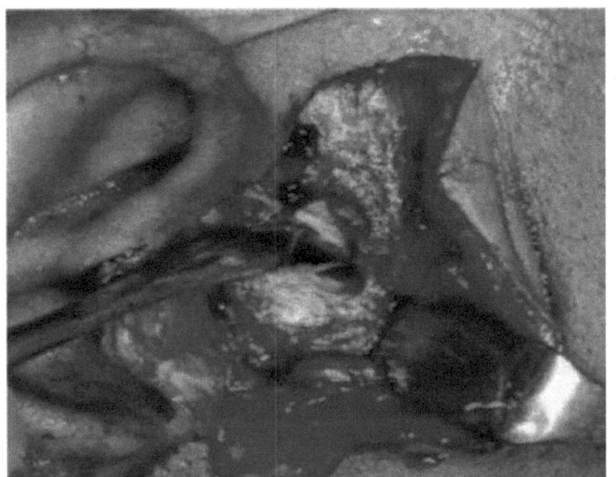

FIGURA 55; Vista aberta do espaço articular superior mostrando dimensões normais do recesso anterior com a fixação anterior da cápsula intacta ao longo do aspeto anterior da eminência articular. [120]

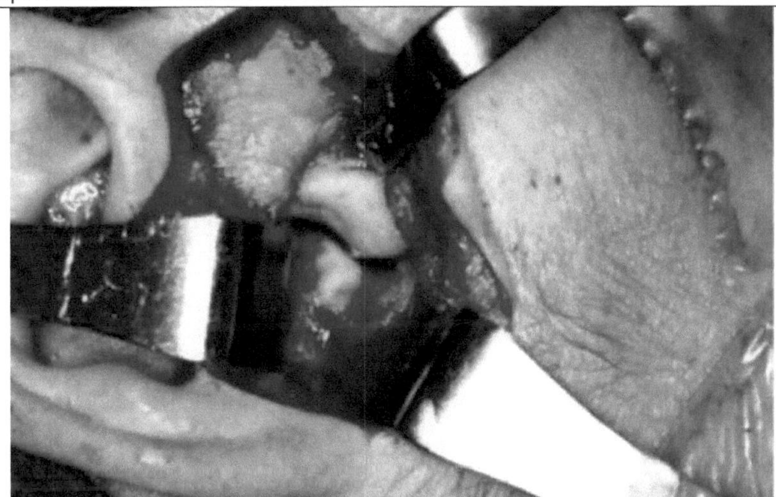

FIGURA 56; Exposição no espaço articular superior mostrando aderências acentuadas da superfície superior do disco articular à fossa glenoide (1)[20]

Plicação de disco

A plicatura do disco pode ser um procedimento completo ou parcial. <u>Plicatura completa do disco:</u>

> Neste procedimento, é removida uma cunha completa de tecidos retrodiscais e o disco é reposicionado através da sutura do tecido retrodiscal restante diretamente ao ligamento posterior. (FIGURAS 57 E 58)

> A separação do côndilo da fossa é efectuada para uma melhor visibilidade e um maior espaço de trabalho para os instrumentos cirúrgicos. [120]

171

> Utilizam-se pinças vasculares de ângulo reto especialmente modificadas para fixar as ligações anterior e posterior ao nível da ressecção em cunha. A reparação é efectuada com múltiplas suturas reabsorvíveis 4-0 numa pequena agulha curva. [120]

> É útil passar todas as suturas primeiro em vez de as atar sequencialmente, o que pode limitar a colocação de suturas subsequentes. A junção da fixação posterior e a banda posterior do disco estão aproximadamente na posição das 12 horas com referência à curva condilar.

> Após a reparação, muitos cirurgiões consideram útil simular uma amplitude de movimento com o côndilo para garantir a ausência de obstrução mecânica, de bloqueio ou de travamento. [120]

> Nesta altura, o cirurgião deve determinar se deve ser realizada uma libertação anterior com electrocautério, laser ou uma pequena tesoura cirúrgica e pode ser realizada uma eminoplastia para aumentar o espaço articular superior se ainda existir obstrução mecânica.[120] Plicatura parcial do disco; neste procedimento, é removida uma pequena cunha de tecido em forma de tarte para facilitar o reposicionamento num plano posterior e lateral simultâneo. Normalmente, não é necessária uma ressecção completa da fixação posterior, mas o excesso de tecido capsular lateral pode ser excisado com uma tesoura e é removida uma pequena cunha de tecido para ajudar a posicionar o disco numa posição mais lateral-posterior. [120]

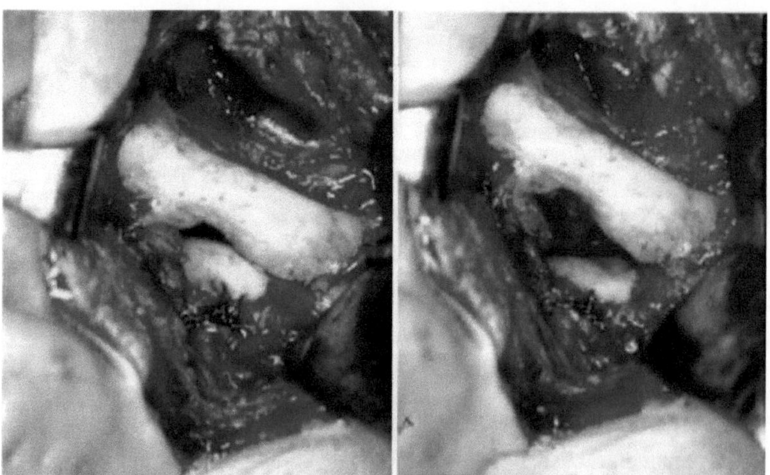

FIGURA 57; a) Menisco reposicionado em posição fechada. A linha de sutura é visível ao longo da fixação capsular lateral. É preferível manter os nós de sutura afastados de qualquer área que possa estar em contacto durante a carga da articulação. (b) O côndilo é manobrado após a reparação do disco estar completa para assegurar uma função côndilo-disco suave durante a amplitude de movimento esperada. Não deve ocorrer tração excessiva na linha de sutura no ponto de abertura terminal [120]

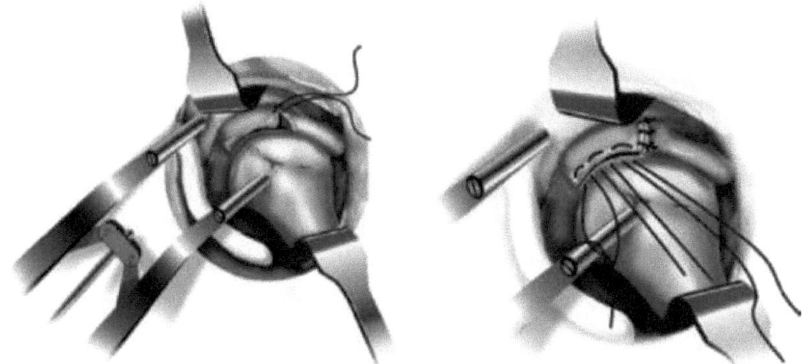

FIGURA 58; Meniscoplastia representando uma ressecção em cunha para reposicionamento posterior e lateral de um disco deslocado anterior-medialmente. Assim que o disco for reposicionado posterior-lateralmente (diagrama inferior), a reparação lateral pode prosseguir [120]

Diskopexey

A diskopexia condilar é um procedimento em que o disco deslocado é libertado pelo cirurgião, que entra em ambos os espaços articulares e lisa primeiro as aderências.

> É efectuado um pequeno orifício através do pólo lateral do côndilo, de posterior para anterior.

> É colocada uma sutura não reabsorvível 2-0 ou 3-0 através do orifício e do disco na junção das bandas anterior e intermédia.

> São então colocadas quatro a cinco suturas adicionais não reabsorvíveis 4-0 desde a superfície lateral do disco até à fixação capsular lateral no côndilo.

> Se a deformidade do disco não permitir o seu reposicionamento numa posição mais normal, é por vezes necessário recontornar o disco espessado com um bisturi. Este recontorno também pode ser efectuado com o microscópio operatório. [120]

Diskopexia temporal;

> É efectuada em casos de desarranjos internos de fase III e IV, quando o disco está demasiado deformado para funcionar como uma unidade côndilo-

disco.

> O disco é fixado ao teto da fossa glenoide através da colocação de dois orifícios no lábio póstero-lateral da fossa.

> O doente deve ser avaliado no pré-operatório com estudos de RMN e no intra-operatório para avaliar a possibilidade de reparação do disco.

> Em alguns casos, pode ser adequada uma eminoplastia simultânea para aumentar o espaço articular superior.

> Após a conclusão da plicatura, a mandíbula é manipulada para avaliar a área na eminência onde o disco colide. O côndilo é então separado da fossa e uma grande broca de diamante é utilizada para contornar a eminência de modo a permitir a passagem desobstruída do côndilo complexo do disco.

> É necessário ter cuidado para evitar a remoção da fibrocartilagem na própria fossa durante esta manobra. [120]

> Alguns cirurgiões recomendam a utilização de um implante de silicone temporário após este procedimento para evitar que o disco adira à superfície da eminência articular recontornada.

<u>Discopexia com âncora Mitek</u>

> Este sistema de fixação óssea permite a colocação de uma inserção metálica no interior da cabeça do côndilo com uma sutura ligada à mesma.

> Nesta técnica, a broca Mitek é utilizada para criar um orifício na superfície lateral posterior do colo do côndilo.

> O introdutor de fenda óssea Mitek é inserido e empurrado para o interior do osso, onde duas pequenas bobinas se desbloqueiam e fixam a fenda à superfície interna do osso cortical.

> A sutura tecida não reabsorvível é então passada com uma agulha fina através do bordo livre do disco, e o disco é atado ao colo do côndilo (FIGURA 59). [120]

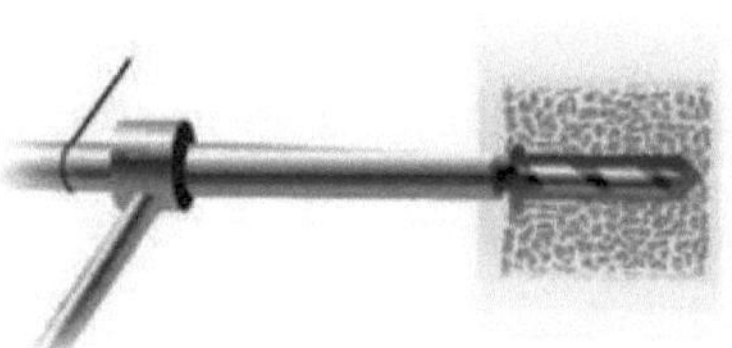 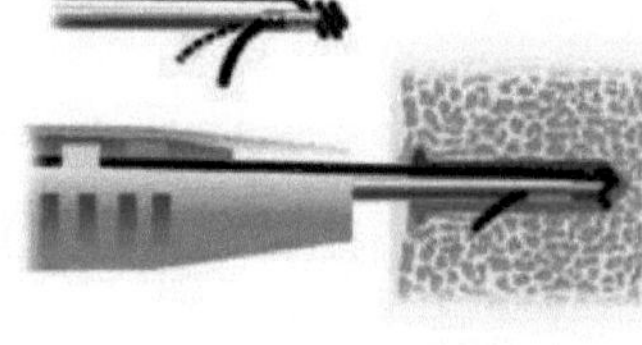

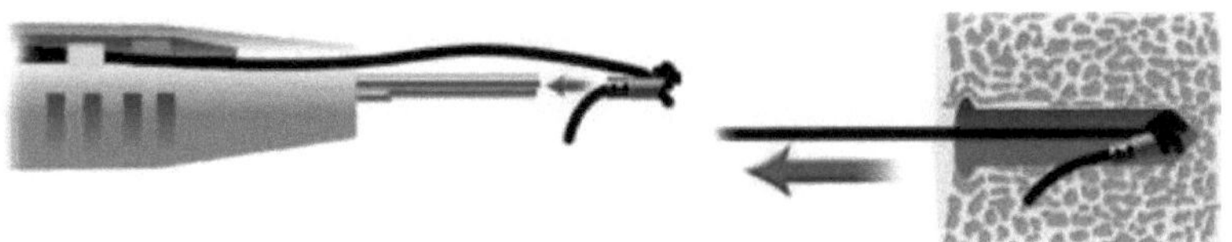

FIGURA 59; Diagrama da inserção da âncora Mitek na cabeça do côndilo para o procedimento de reposicionamento meniscal (1)[20]

Meniscectomia (discectomia)

A meniscectomia consiste na remoção da porção avascular central do disco e da área de perfuração através do ligamento posterior, onde os tecidos podem ficar irremediavelmente danificados.

> Pode ser efectuada quando o disco é irreparável e há insucesso das intervenções médicas e artroscópicas, ou quando se observam perfurações no exame artroscópico. [120]

> A maioria dos cirurgiões deixa uma pequena quantidade de fixação anterior e posterior para evitar uma hemorragia excessiva com a consequente fibrose.

> A parte mais difícil de remover do disco é a sua extensão medial. Pode ser utilizada uma tesoura curva especialmente concebida para a ATM para cortar as ligações anterior e posterior.

> A hemorragia pode então ser controlada com pacotes de esponjas embebidas em trombina e uma anestesia local com epinefrina. [120]

> O passo final é realizado utilizando um retractor Wilkes para retrair o côndilo numa direção anterior-inferior. Isto permite um acesso máximo ao recesso medial.

> Utiliza-se a tesoura curva da ATM ou uma lâmina # 15 para separar o disco da sua fixação medial. O cirurgião deve ter cuidado para não cortar a parede capsular medial e danificar a artéria meníngea média. [120]

> Uma vez removido o disco, o espaço articular pode ser novamente preenchido com esponjas embebidas em trombina até se obter a hemostase.

> O pequeno elevador livre pode ser utilizado para explorar o disco a partir do espaço articular inferior e verificar se existem perfurações que podem não ser visíveis na entrada inicial no espaço articular. [120]

> É preferível remover a maior parte do tecido meniscal e aparar quaisquer bordos soltos e irregulares nas margens da meniscectomia para evitar potenciais aderências e fibrose. [120]

Universalmente, as alterações adaptativas são aparentes, mesmo em meniscectomias bem sucedidas, que aparecem radiograficamente como um achatamento da inclinação anterior-superior do côndilo com esclerose e algum abaulamento do lábio anterior do côndilo. A crepitação é também um achado comum após meniscectomia sem substituição. Vários estudos de RM mostraram o desenvolvimento de um "pseudo" disco ou formação de tecido cicatricial entre o côndilo e a fossa glenoide. [120] <u>Técnica de implante temporário de Wikes</u>

> Tal como descrito por Wilkes, esta técnica utiliza um implante de silicone "pullout" como material interposicional temporário.

> Uma folha de silicone de qualidade médica é contornada num implante interposicional intra-articular ovoide com uma extensão temporal que pode ser colocada sob a fáscia temporal superficial ou profunda.

> O silicone forma uma cápsula fibrosa pesada e, quando utilizado desta forma a curto prazo, não parece causar quaisquer reacções do tipo corpo estranho. Quando o silicone foi utilizado como implante permanente na articulação, as reacções documentadas incluíram sinovite de silicone e reacções de corpo estranho mediadas por células gigantes que foram causadas pela particulação do material durante o desgaste excessivo.

> Os implantes temporários de silicone evitam as aderências entre o côndilo e a fossa glenoide e promovem a formação de um revestimento de tecido fibroso, que pode separar as superfícies articulares ósseas da articulação. [120]

> Quando o implante de silicone temporário estiver colocado, o cirurgião deve mover a mandíbula para garantir que todas as superfícies articulares são cobertas pelo implante e que o movimento não desloca o implante da fossa glenoide.

> O implante é geralmente removido cerca de 6-12 semanas após a cirurgia, mas a remoção pode ser adiada por vários meses para além deste ponto se o estado do doente justificar essa decisão. [120]

> É razoável remover o implante quando a abertura interincisal for de aproximadamente 35 mm e o nível de dor do doente tiver diminuído para um nível em que os medicamentos narcóticos sejam desnecessários.

> Uma pequena incisão, de 1-1,5 cm, é suficiente para remover o implante de silicone. Deve ter-se o cuidado de libertar o tecido que encapsula a folha de

silicone, bem como de distrair o côndilo inferiormente antes da remoção do implante. Isto minimizará os rasgões.

> É essencial inspecionar o implante quanto a rasgões e irregularidades para confirmar a sua remoção completa. Os corpos estranhos retidos requerem a exploração da articulação para garantir que todos os materiais foram removidos. [120]

> Uma alternativa à colocação de qualquer material aloplástico após a menisectomia é a injeção de plasma rico em plaquetas do próprio paciente no espaço articular para preencher o "espaço morto" e acelerar a cicatrização. (FIGURA 60) [120]

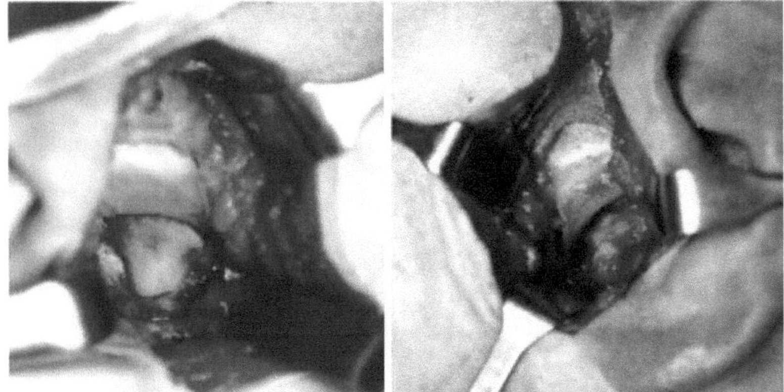

FIGURA 60; Implante temporário de silastic no local cobrindo a superfície articular da articulação temporomandibular e silastic temporário em extensão superior colocado sob a fáscia temporal. [120]

Meniscectomia com substituição

Têm sido utilizados materiais autógenos, alogénicos e aloplásticos para substituir o disco após a meniscectomia. Estudos a longo prazo de doentes com meniscectomia sem substituição indicam que alguns doentes se dão muito bem sem qualquer substituição de tecido. É igualmente óbvio que, atualmente, não existe nenhum material aloplástico viável para implante de disco. As respostas patológicas graves, bem documentadas, aos implantes interposicionais de PTFE e, em menor grau, aos implantes permanentes de silicone, negam claramente esta abordagem. [120]

Dos tecidos autógenos, os três mais utilizados são a derme, a cartilagem auricular e a fáscia temporal e/ou o músculo temporal. Têm sido utilizados materiais alogénicos, como a fáscia, a dura-máter e a cartilagem, mas os materiais autógenos têm a vantagem de evitar a possibilidade de antigenicidade ou de transmissão de doenças infecciosas.

<u>Enxerto dérmico</u>

> O enxerto dérmico pode ser colhido "à mão livre" na parte lateral da coxa ou no abdómen.

> É feita uma incisão elíptica para excisar o enxerto de espessura total com a epiderme e a derme intactas.

> O enxerto deve medir aproximadamente 3-4 cm por 3 cm, e é utilizada uma lâmina #15 para remover a camada epidérmica. Uma vez que o enxerto tende a contrair-se durante a colheita e o manuseamento, o pedaço de tecido retirado deve ser maior do que as dimensões reais do defeito meniscal e deve ser colhido numa área "sem pêlos". [120]

> Outra técnica para colher o enxerto dérmico é utilizar um dermatone para criar um enxerto de pele de espessura total que não seja destacado na sua base.

> O enxerto dérmico é então colhido e o enxerto de pele é reposicionado e suturado na periferia.

> Alguns autores defendem a utilização da lâmina #15 para efetuar cortes do tipo "acolchoado" através do enxerto de pele para evitar a deslocação por um hematoma subepitelial.

> Uma vez preparada a derme, esta é colocada no espaço articular e suturada a ambos os remanescentes da fixação anterior e posterior com sutura reabsorvível 4-0. [120]

<u>Cartilagem auricular</u>

> A cartilagem auricular também tem sido utilizada como substituto do disco e pode ser colhida por uma abordagem posterior que deixa uma cicatriz muito aceitável. É extremamente importante conceber a incisão de modo a que esta cubra a cartilagem intacta após a remoção do enxerto. É feita uma tentativa de colher cartilagem com uma forma curvilínea para que corresponda ao contorno da fossa glenoide. Normalmente, a cartilagem tem de ser fixada a vários pequenos orifícios efectuados na

> lábio lateral-inferior da fossa glenoide.

> Ao colher o enxerto, os cirurgiões devem ter cuidado para não violar a borda da anti-hélice durante a remoção do enxerto.

> Não esquecer de dissecar o pericôndrio do enxerto na superfície lateral e manter o pericôndrio na superfície medial.

> Alguns cirurgiões defendem a utilização de um implante de silicone temporário durante cerca de 6 semanas para evitar aderências entre o côndilo e o

> enxerto auricular.

> A utilização de um pequeno dreno de borracha na ferida auricular pós-auricular e de um penso de pressão para evitar um hematoma auricular é da maior importância. [120]

<u>Enxertos de músculo temporal e fascial</u>

> A fáscia temporal foi utilizada como enxerto autógeno livre de interposição no passado, mas foi largamente abandonada em favor do retalho miofascial do temporal, porque a fáscia por si só provou ser insuficiente em massa para funcionar adequadamente.

> O retalho miofascial do temporal é colhido através da extensão da incisão endaural para a região temporal, aproximadamente 2-3 cm.

> Este retalho de base interna, de espessura total, que incorpora o músculo com a fáscia superficial e profunda, é delineado e libertado com uma lâmina #15 ou uma ponta de cautério.

> Para ter em conta a contração, a largura distal do retalho deve ser maior do que as dimensões reais do espaço articular a cobrir.

> O comprimento do retalho, desde o bordo superior até ao arco zigomático, é de 56 cm e tem cerca de 3 cm de largura.

> Os bordos do retalho são depois cosidos com múltiplas suturas crómicas 4-0.

> O retalho é rodado lateralmente sobre o arco zigomático e colocado como um revestimento na fossa glenoide, de modo a que o periósteo do osso temporal fique virado para a fossa glenoide.

> O retalho é mantido em posição com duas suturas não reabsorvíveis que são passadas através de orifícios perfurados no bordo posterior da fossa e no osso na vertente anterior da eminência. [120]

> Um método alternativo para a colocação do retalho temporal é levantar o mesmo retalho miofascial temporal com base inferior, trazer a borda livre através do espaço infratemporal e passá-lo da eminência articular posteriormente para o espaço articular. Uma vez passado sob a eminência articular, é suturado ao

bordo da fossa glenoide de forma semelhante.[120]

Condilotomia modificada

Outro método para tratar desarranjos internos, que Hall e outros popularizaram, é a condilotomia modificada. Este procedimento pode ser utilizado para desarranjos internos em vez das técnicas convencionais de reposicionamento do disco intracapsular.

> É efectuada uma osteotomia vertical subsigmóide intra-oral e é utilizada uma broca de abacaxi grande para contornar a cortical óssea lingual do segmento proximal. [120]

> Apesar de haver um descolamento incompleto do músculo pterigóideo medial, ocorre um reposicionamento inferior e anterior do segmento proximal.

> Isto permite que o côndilo se reposicione numa relação mais normal com o disco deslocado.

> Este movimento condilar é secundário a um encurtamento do músculo pterigoide lateral, e o reposicionamento condilar reduz essencialmente o impacto sobre os tecidos retrodiscais. [120]

> Um curto período de fixação intermaxilar é seguido de um treino funcional com elásticos interarcos.

Condiloplastia

Vários autores popularizaram a técnica de condiloplastia, ou shave condilar. Trata-se da remodelação das superfícies articulares para remover irregularidades (osteófitos) e erosões. Pode ser efectuada como um procedimento isolado ou em conjunto com a reparação meniscal. Parece ser mais adequado para áreas pequenas e isoladas de doença, ao contrário da prática de remover 3-4 mm de toda a vertente anterior-superior do côndilo.

O acompanhamento dos pacientes submetidos a condiloplastia mostra evidências significativas de degeneração progressiva com esclerose e erosão. A fibrocartilagem não se regenera nas áreas onde foi efectuada a condiloplastia. Por este motivo, este procedimento, isolado ou em conjunto com a cirurgia meniscal, foi largamente abandonado. [120]

Eminoplastia

A eminoplastia pode ser um complemento importante na correção cirúrgica de desarranjos internos, ou pode ser utilizada isoladamente para o tratamento da hipermobilidade. Os textos padrão definiram a translação máxima normal do côndilo como o ponto onde a maior convexidade do côndilo encontra a maior convexidade da eminência articular.

Na prática, cerca de 60% dos indivíduos normais têm uma translação mais anterior do que esse ponto sem quaisquer sintomas. A subluxação ocorre quando o côndilo se translada anteriormente à sua amplitude normal e o doente apresenta uma sensação temporária de bloqueio ou de "colagem" que desaparece espontaneamente ou pode ser reduzida com a auto-manipulação manual. [120]

A luxação é uma hipertranslação mais grave em que o côndilo bloqueia anteriormente à eminência para uma posição em que não pode ser auto-reduzido. A luxação recorrente é tratada com eminoplastia. A eminência deve ser recontornada o mais medialmente possível para garantir a remoção de osso adequado, embora isto seja controverso e alguns defendam a ressecção lateral como adequada. As imagens de tomografia computorizada (TC) ou de ressonância magnética (RM) podem mostrar a extensão do osso esponjoso na eminência, pelo que é necessário ter cuidado para evitar a exposição intracraniana do lobo temporal. Deve ter-se o maior cuidado em proteger o menisco e a cabeça do côndilo ao realizar este procedimento para evitar a degeneração iatrogénica do côndilo. [120]

Muitos cirurgiões defendem um breve período de fixação intermaxilar para induzir a cicatrização da articulação e minimizar a translação do côndilo, mas deve-se ter cuidado ao empregar esta técnica para evitar a anquilose inadvertida da articulação. Finalmente, alguns cirurgiões defendem a necessidade de realizar este procedimento bilateralmente para minimizar a recorrência. [120] **Cuidados pós-operatórios**

Os cuidados pós-operatórios são claramente um aspeto importante de qualquer cirurgia da articulação intracapsular. A mobilização agressiva e precoce da articulação é fundamental para o sucesso. Na maioria dos pacientes, independentemente do tipo de procedimento cirúrgico, a mobilização progressiva, com exercícios de movimento ativo, é adequada para alcançar uma abertura interincisal de aproximadamente 35 mm no prazo de 4-6 semanas após a cirurgia. Estão disponíveis dispositivos portáteis de exercício dos maxilares para ajudar os doentes a atingir este objetivo. [120]

Nos doentes que foram submetidos a múltiplas operações ou que continuam a ter problemas com aderências ou formação de osso heterotópico, um dispositivo de movimento passivo contínuo, em conjunto com fisioterapia ativa, pode ser útil. Em geral, a mobilização sem carga articular induzida pela mastigação deve ser encorajada durante as primeiras semanas após a cirurgia. Nas primeiras 4 a 6 semanas após a cirurgia, é geralmente recomendada uma dieta mole. Uma vez alcançada uma abertura interincisal adequada e sem dor, a dieta pode ser rapidamente avançada. [120]

CAPÍTULO 8

RESUMO E CONCLUSÃO

A articulação temporomandibular é uma articulação bilateral, diartrodial, ginglymoide, sinovial, com dois componentes ósseos articulados: o côndilo mandibular, inferiormente, e a eminência articular e a fossa glenoide do osso temporal, superiormente, com um disco articular intermédio de fibrocartilagem entre eles. Assim, a ATM evoluiu como uma articulação altamente móvel que serve muitas funções importantes, como a mastigação, a fala e a respiração. Por conseguinte, qualquer alteração no funcionamento normal e na anatomia da articulação altera grandemente as funções de apoio à vida e a qualidade de vida de um indivíduo. Estas perturbações da articulação temporomandibular fazem parte de um grupo heterogéneo de patologias denominadas perturbações temporomandibulares, que se podem manifestar por uma constelação de sinais e sintomas. Um dos distúrbios mais comuns é o desarranjo interno da ATM.

O termo "desarranjo interno" tem sido utilizado há mais de um século na literatura cirúrgica e ortopédica para descrever condições que interferem na função normal da articulação. Foi utilizado para descrever distúrbios entre os componentes articulares da ATM, aludindo aos danos nas estruturas internas e à disfunção da articulação associada a alterações na posição do disco. Anteriormente, o desarranjo interno da ATM era visto como um problema mecânico e eram defendidas intervenções para reposicionar o disco deslocado.

Ao longo das últimas décadas, tem havido uma mudança concetual do desarranjo interno e da deslocação do disco como diagnóstico primário para o nosso entendimento atual de que a deslocação do disco/desarranjo interno é um ponto final e uma manifestação de um processo em que há danos nos tecidos articulares e uma falha biomecânica de uma causa específica que tem de ser identificada para que o tratamento seja bem sucedido. A investigação clínica e das ciências básicas levou-nos a concluir que o desarranjo interno representa uma variedade de fases de falha biomecânica dos tecidos articulares, resultante de diferentes causas, desde artropatia local e sistémica a alterações degenerativas inflamatórias. O sistema de estadiamento de Wilkes categoriza a extensão do dano articular no desarranjo interno sem ser específico para a causa subjacente que é responsável pela falha dos tecidos articulares. Tendo em conta esta limitação, a classificação de Wilkes continua a ser útil atualmente para comunicar a gravidade e orientar o tratamento. Apesar de muitas classificações recentes do desarranjo interno fornecerem um sistema de classificação exaustivo baseado nas necessidades de diagnóstico e cirúrgicas. A classificação cirúrgica de Dimitroulis e a classificação taxonómica da Associação Americana de Dor Orofacial são alguns desses exemplos.

Uma revisão do estado atual dos conhecimentos sobre o desarranjo interno da articulação temporomandibular e a fisiopatologia da articulação sinovial leva à conclusão de que o desarranjo interno não é uma doença e é caracterizado por uma falha tecidular causada por uma sobrecarga da articulação, levando a uma artropatia inflamatória/degenerativa da articulação temporomandibular. Esta pode ser uma manifestação de trauma direto ou indireto do aparelho temporomandibular. Além disso, a falsa artropatia devida a infecções do espaço profundo, fibrose por radiação e mesmo neoplasia deve ser excluída para uma avaliação definitiva da doença. Por conseguinte, o diagnóstico dos distúrbios da ATM depende em grande medida da história completa do doente, do exame clínico acompanhado dos resultados da RM e da classificação adequada da fase do distúrbio. O diagnóstico precoce pode ser efectuado com base na inspeção da articulação, no exame muscular, em testes de manipulação funcional e na auscultação de sons e crepitações patológicos da articulação. Vários exames radiológicos, desde os raios X convencionais aos tomogramas computorizados, não são muito úteis, uma vez que apenas projectam alterações nos tecidos duros. Por outro lado, a RMN tornou-se recentemente o melhor critério de radiodiagnóstico, uma vez que permite uma avaliação abrangente da relação disco-côndilo. Os meios modernos de avaliação da ATM baseiam-se em blocos de diagnóstico, T-scan para detetar perturbações oclusais, miografia muscular e artroscopia direta da articulação.

Embora a grande maioria dos doentes se adapte ao desarranjo interno ao longo do tempo com tratamento não cirúrgico, a cirurgia pode ser indicada para os doentes com problemas persistentes. O aconselhamento dos doentes, a modificação da dieta, os protocolos de tratamento farmacológico e minimamente invasivo proporcionam geralmente alívio à maioria dos doentes. Nos casos em que é necessário recorrer à cirurgia, a fisioterapia e a reabilitação agressivas da articulação numa fase precoce melhoram os resultados.

Ao longo dos anos, foram efectuados procedimentos artroplásticos, como o reposicionamento cirúrgico do disco, a menisectomia, a plicatura do disco, a discopexia e até a condiloplastia, mas a artroscopia tornou-se agora um procedimento fiável, uma vez que ajuda na lavagem das articulações, na lise das aderências e na artroplastia cirúrgica sob visualização direta, utilizando uma exposição minimamente invasiva. Também se provou que reduz a dor e melhora a abertura incisal máxima sem causar uma alteração na posição do disco, uma vez que um disco anormalmente posicionado não é a causa primária da dor e da disfunção em muitos doentes. A artrocentese foi posteriormente introduzida como outro meio eficaz, mas minimamente invasivo, de tratar doentes com desarranjo interno sintomático. A artroscopia e a artrocentese permitiram a recolha de amostras de líquido sinovial e têm sido de enorme valor para a nossa compreensão dos mediadores bioquímicos e das citocinas responsáveis pela inflamação, pela degeneração da cartilagem e pela destruição do tecido articular que conduz ao desarranjo interno.

Por conseguinte, a compreensão concetual do desarranjo interno conduziu a uma mudança de paradigma no conhecimento básico, no diagnóstico clínico e na gestão avisada da condição na cirurgia oral e maxilofacial moderna.

BIBLIOGRAFIA

1. Stocum DL, Roberts WE.

Parte I: Desenvolvimento e Fisiologia da Articulação Temporomandibular.

Curr Osteoporos Rep. 2018 Aug;16(4):360-368.

2. Ibi M.

Inflamação e distúrbio da articulação temporomandibular.

Biol Pharm Bull. 2019;42(4):538-542.

3. de Leeuw R, Boering G, Stegenga B, de Bont LG.

Sintomas de osteoartrose e desarranjo interno da articulação temporomandibular 30 anos após tratamento não cirúrgico.

Cranio. 1995 Abr;13(2):81-8.

4. Murphy MK, MacBarb RF, Wong ME, Athanasiou KA.

Desordens temporomandibulares: uma revisão da etiologia, gestão clínica e estratégias de engenharia de tecidos.

Int J Oral Maxillofac Implants. 2013 Nov-Dez;28(6):e393-414.

5. Hall MB, Brown RW, Baughman RA.

Aspeto histológico da zona bilaminar no desarranjo interno da articulação temporomandibular.

Oral Surg Oral Med Oral Pathol. 1984 Oct;58(4):375-81.

6. Okeson JP.

Gestão das perturbações temporomandibulares e da oclusão.

Elsevier Health Sciences; 2019 Feb 1; 1.

7. Okeson JP.

Gestão das perturbações temporomandibulares e da oclusão.

Elsevier Health Sciences; 2019 Feb 1; 2-19.

8. Tanaka E, Dalla-Bona DA, Iwabe T, Kawai N, Yamano E, van Eijden T et al.

O efeito da remoção do disco na fricção da articulação temporomandibular.

J Oral Maxillofac Surg. 2006 Aug;64(8):1221-4.

9. Sakul BU.

Imagiologia da articulação temporomandibular

Elsevier Ciências da Saúde; 2020

10. Tamimi D, Jalali E, Hatcher D.

Imagiologia da articulação temporomandibular.

Radiol Clin North Am. 2018 Jan;56(1):157-175.

11. Bender ME, Lipin RB, Goudy SL.

Desenvolvimento da articulação temporomandibular pediátrica.

Oral Maxillofac Surg Clin North Am. 2018 Feb;30(1):1-9.

12. Quinn PD, Granquist EJ.

Atlas de cirurgia da articulação temporomandibular.

John Wiley & Sons; 11 de maio de 2015; 31-84.

13. Roberts WE, Goodacre CJ.

A Articulação Temporomandibular: Uma Revisão Crítica das Funções de Suporte à Vida, Desenvolvimento, Superfícies Articulares, Biomecânica e Degeneração.

J Prosthodont. 2020 Dec;29(9):772-779.

14. Tanaka E, Koolstra JH.

Biomecânica da articulação temporomandibular.

J Dent Res. 2008 Nov;87(11):989-91.

15. Tanaka E.

Propriedades biomecânicas e tribológicas da articulação temporomandibular.

Front Oral Maxillofac Med 2021;3:15.

16. Okeson JP.

Gestão das perturbações temporomandibulares e da oclusão.

Elsevier Health Sciences; 1 de fevereiro de 2019; 63-73.

17. Sears VH

Oclusão equilibrada

John Wiley & Sons; 1960.

18. Ramfjord SP.

Oclusão

Saunders; ed.3; janeiro de 1982.

19. Okeson JP.

Gestão das perturbações temporomandibulares e da oclusão.

Elsevier Health Sciences; 1 de fevereiro de 2019; 74-86.

20. Chang CL, Wang DH, Yang MC, Hsu WE, Hsu ML.

Perturbações funcionais das articulações temporomandibulares: Desarranjo interno da articulação temporomandibular.

Kaohsiung J Med Sci. 2018 Abr;34(4):223-230.

21. **Bonathaya K, Panneerselvam E, Manuel S, Kumar VV, Rai A.**

Cirurgia oral e maxilofacial para o clínico.

Springer nature; 2021.

22. **Eversole LR, Machado L.**

Distúrbios internos da articulação temporomandibular e perturbações neuromusculares associadas.

J Am Dent Assoc. 1985 Jan;110(1):69-79.

23. **Het W.**

Observações práticas em cirurgia.

Willey, ed. 3, 1814

24. **Cooper AP.**

A Treatise on Dislocation and Fractures of the Joints, de Sir Astley Cooper.

Longman; 1831.

25. **Annandale T.**

Deslocamento da cartilagem interarticular do maxilar inferior e seu tratamento por meio de operação.

Lancet 1(8):411,1887.

26. **Pringle JH.**

Deslocamento do menisco mandibular e seu tratamento.

British Journal of Surgery. 1918;6(23):385-9.

27. **Norgaard, F.**

Artrografia temporomandibular.

Tese, Copenhaga, Munksgaard, 1947

28. **Schwartz LL.**

Dor associada à articulação temporomandibular.

J Am Dent Assoc. 1955 Oct;51(4):394-7.

29. **Shore NA.**

Equilíbrio oclusal e disfunção da articulação temporomandibular. Lippincott; 1959.

30. **Bell WE.**

Gestão clínica dos distúrbios temporomandibulares.

Chicago: Year Book Medical Publishers; 1982.

31. **Laskin DM.**

Etiologia da síndrome dor-disfunção.

J Am Dent Assoc. 1969 Jul;79(1):147-53.

32. Farrar WB, McCarty Jr WL.

Artrografia do espaço articular inferior e características dos trajetos condilares nos desarranjos internos da ATM.

O Jornal de odontologia protética. 1979 maio 1;41(5):548-55.

33. Israel HA.

Desarranjo interno da articulação temporomandibular: novas perspectivas sobre um problema antigo.

Clínicas de Cirurgia Oral e Maxilofacial. 2016 Aug 1;28(3):313- 33.

34. Porter RS, Kaplan JL.

O manual Merck de diagnóstico e terapêutica.

Merck Sharp & Dohme Corp.; 2011.

35. Molinari F, Manicone PF, Raffaelli L, Raffaelli R, Pirronti T, Bonomo L.

Patologia dos tecidos moles da articulação temporomandibular, I: Anomalias discais.

Em Seminários em Ultrassom, TC e RM 2007 Jun 1 (Vol. 28, No. 3, pp. 192-204). WB Saunders.

36. Slater JJ, de Leeuw R.

Distúrbios internos da articulação temporomandibular.

Revista: Medicina Oral Contemporânea. 2019:1881-918.

37. Laskin DM, Greene CS, Hylander WL.

Distúrbios temporomandibulares. Uma abordagem baseada em evidências para o diagnóstico e tratamento.

Chicago: Quintessence; 2006. p. 125-36

38. Wilkes CH.

Desarranjos internos da articulação temporomandibular. Variações patológicas.

Arch Otolaryngol Head Neck Surg. 1989 Apr;115(4):469-77.

39. Gopi I, Muthukrishnan A, Maragathavalli G.

Directrizes de Prática Clínica para a Gestão de Perturbações da Articulação Temporomandibular - Uma Revisão.

Revista de Evolução das Ciências Médicas e Dentárias. 2021 Aug 16;10(33):2809-16.

40. Stegenga B.

Nomenclatura e classificação dos distúrbios da articulação temporomandibular.

Jornal de reabilitação oral. 2010 Oct;37(10):760-5.

41. Dimitroulis G.

Uma nova classificação cirúrgica para os distúrbios da articulação temporomandibular. Revista internacional de cirurgia oral e maxilofacial. 2013 Feb 1;42(2):218-22.

42. Israel HA, Diamond B, Saed-Nejad F, Ratcliffe A.

Osteoartrite e sinovite como principais patologias da articulação temporomandibular: comparação do diagnóstico clínico com a morfologia artroscópica.

J Oral Maxillofac Surg. 1998 Sep;56(9):1023-7;

43. Larheim TA, Westesson P, Sano T.

Deslocamento do disco da articulação temporomandibular: comparação em voluntários assintomáticos e pacientes.

Radiologia. 2001 Feb;218(2):428-32.

44. Israel HA, Langevin CJ, Singer MD, Behrman DA.

A relação entre a sinovite da articulação temporomandibular e as aderências: mecanismos patogénicos e implicações clínicas para o tratamento cirúrgico.

Jornal de cirurgia oral e maxilofacial. 2006 Jul 1;64(7):1066-74.

45. Bouloux GF.

Dor na articulação temporomandibular e análise do líquido sinovial: uma revisão da literatura.

Jornal de cirurgia oral e maxilofacial. 2009 Nov 1;67(11):2497-504.

46. Dijkgraaf LC, de Bont LG, Boering G, Liem RS.

A estrutura, a bioquímica e o metabolismo da cartilagem osteoartrítica: uma revisão da literatura.

J Oral Maxillofac Surg. 1995 Oct;53(10):1182-92.

47. Stegenga B, de Bont LG, Boering G.

Osteoartrose como causa de dor e disfunção craniomandibular: um conceito unificador.

J Oral Maxillofac Surg. 1989 Mar;47(3):249-56.

48. Nitzan DW.

O processo de comprometimento da lubrificação e seu envolvimento no deslocamento do disco da articulação temporomandibular: um conceito teórico.

J Oral Maxillofac Surg. 2001 Jan;59(1):36-45.

49. **Dijkgraaf LC, Zardeneta G, Cordewener FW, Liem RS, Schmitz JP, de Bont LG et al.**

Reticulação de fibrinogénio e fibronectina por radicais livres: um possível passo inicial na formação de adesão na osteoartrite da articulação temporomandibular.

J Oral Maxillofac Surg. 2003 Jan;61(1):101-11.

50. **Sale H, Isberg A.**

Dor e disfunção tardias da articulação temporomandibular induzidas por traumatismo cervical: um estudo prospetivo controlado.

J Am Dent Assoc. 2007 Aug;138(8):1084-91.

51. **Okeson JP.**

Gestão das perturbações temporomandibulares e da oclusão.

Elsevier Health Sciences; 1 de fevereiro de 2019; 132-173.

52. **De Rossi SS, Greenberg MS, Liu F, Steinkeler A.**

Desordens temporomandibulares: avaliação e tratamento.

Med Clin North Am. 2014 Nov;98(6):1353-84.

53. **Luder HU, Bobst P, Schroeder HE.**

Estudo histométrico das dimensões da cavidade sinovial das articulações temporomandibulares humanas com posição normal e anterior do disco.

J Orofac Pain. 1993;7(3):263-74.

54. **Holmlund AB, Gynther GW, Reinholt FP.**

Desarranjo discal e alterações inflamatórias na inserção discal posterior da articulação temporomandibular. Um estudo histológico.

Oral Surg Oral Med Oral Pathol. 1992 Jan;73(1):9-12.

55. **Murakami K, Segami N, Moriya Y, Iizuka T.**

Correlação entre dor e disfunção e aderências intra-articulares em pacientes com desarranjo interno da articulação temporomandibular.

J Oral Maxillofac Surg. 1992 Jul;50(7):705-8.

56. **Ibi M, Horie S, Kyakumoto S, Chosa N, Yoshida M, Kamo M et al.**

As interacções célula-célula entre monócitos/macrófagos e células semelhantes a sinoviócitos promovem a infiltração de células inflamatórias mediada pelo aumento da produção de MCP-1 na articulação temporomandibular.

Biosci Rep. 2018 Mar 29;38(2):20171217.

57. **Ouanounou A, Goldberg M, Haas DA.**

Farmacoterapia em Distúrbios Temporomandibulares: Uma Revisão.

J Can Dent Assoc. 2017 Jul;83:h7.

58. Ishimaru JI, Oguma Y, Goss AN.

Matriz metaloproteinase e inibidor tecidular da metaloproteinase no soro e no líquido sinovial de lavagem de pacientes com distúrbios da articulação temporomandibular.

Br J Oral Maxillofac Surg. 2000 Aug;38(4):354-9.

59. McAllister MJ, Chemaly M, Eakin AJ, Gibson DS, McGilligan VE.

NLRP3 como um biomarcador potencialmente novo para a gestão da osteoartrite.

Osteoarthritis Cartilage. 2018 May;26(5):612-619.

60. Bhargava D.

Distúrbios da articulação temporomandibular.

Springer, 2021; 69-84.

61. Bumann A, Lotzmann U.

Distúrbios da ATM e dor orofacial. O papel da medicina dentária numa abordagem de diagnóstico multidisciplinar.

Thieme. 2002.

62. Wright EF, Klasser GD.

Manual de desordens temporomandibulares.

John Wiley & Sons; 2019 Out 15.

63. Okeson JP.

Gestão das perturbações temporomandibulares e da oclusão.

Elsevier Health Sciences; 1 de fevereiro de 2019; 174-222.

64. Manfredini D, Bucci MB, Montagna F, Guarda-Nardini **L.** Avaliação dos distúrbios temporomandibulares: considerações médico-legais na era da evidência.

Jornal de reabilitação oral. 2011 Feb;38(2):101-19.

65. Pawar R, Gulve N, Nehete A, Dhope S, Deore D, Chinglembi N. Exame da articulação temporomandibular - uma revisão.

J Appl Dent Med Sci. 2016;2:1.

66. Reny de Leeuw DD.

American Academy of Oro-facial Pain Guidelines For Assessment, Diagnosis, and Management (Directrizes da Academia Americana de Dor Oro-facial para Avaliação, Diagnóstico e Gestão).

Quintessência, ed.4; 2008

67. **Bhargava D.**

Distúrbios da articulação temporomandibular.

Springer, 2021; 85-112.

68. **White SC, Pharoah MJ.**

Radiologia oral-E-Book: Princípios e interpretação.

Elsevier Health Sciences; 1 de maio de 2014.

69. **Karjodkar FR.**

Fundamentos de radiologia oral e maxilofacial.

Jaypee Brothers Medical Publishers; 2019 Mar 31.

70. **Rao VM, Bacelar MT.**

Imagens de RM da articulação temporomandibular.

Clínicas de Ressonância Magnética. 2002

Nov 1;10(4):615-30.

71. **Quinn PD, Granquist EJ.**

Atlas de cirurgia da articulação temporomandibular.

John Wiley & Sons; 11 de maio de 2015; 5-30.

72. **Soydan D, Dogan S, Canger EM, Co§gunarslan A, Akgun IE, Ki§ HC.**

Efeito dos distúrbios internos e das alterações ósseas degenerativas na

espessura mínima do teto da fossa glenoide na articulação temporomandibular.

Radiologia oral. 2020 Jan;36(1):25-31.

73. **Ahmad M, Hollender L, Anderson Q, Kartha K, Ohrbach R, Truelove EL, John MT, Schiffman EL.**

Critérios de diagnóstico de investigação para desordens temporomandibulares

(RDC/TMD): desenvolvimento de critérios de análise de imagem e fiabilidade do

examinador para análise de imagem.

Cirurgia Oral, Medicina Oral, Patologia Oral, Radiologia Oral e Endodontologia.

2009 Jun 1;107(6):844-60.

74. **Bhargava D.**

Distúrbios da articulação temporomandibular.

Springer, 2021; 189-208.

75. **Bhargava D.**

Distúrbios da articulação temporomandibular.

Springer, 2021; 157-162.

76. Ernberg M.

O papel dos biomarcadores moleculares da dor no desarranjo interno da articulação temporomandibular.

Jornal de reabilitação oral. 2017 Jun;44(6):481-91.

77. Bhargava D.

Distúrbios da articulação temporomandibular.

Springer, 2021; 117-132.

78. Cooper BC.

Desordens temporomandibulares: um documento de posição do Colégio Internacional de Ortopedia Crânio-Mandibular (ICCMO).

Cranio. 2011 Jul 1;29(3):237-44.

79. Al-Ani **MZ, Davies SJ, Gray RJ, Sloan P, Glenny AM.**

Terapia com talas de estabilização para a síndrome de disfunção da dor temporomandibular.

Base de dados Cochrane de revisões sistemáticas. 2004;1:0126.

80. Okeson JP.

Gestão das perturbações temporomandibulares e da oclusão.

Elsevier Health Sciences; 1 de fevereiro de 2019; 385-409.

81. Dawson PE.

Oclusão funcional-e-book: da ATM ao desenho do sorriso.

Elsevier Health Sciences; 2006 Jul 31.

82. Bhargava D.

Distúrbios da articulação temporomandibular.

Springer, 2021; 145-156.

83. Furlan RM, Giovanardi RS, Britto AT, Britto DB.

A utilização do calor superficial no tratamento das disfunções temporomandibulares: uma revisão integrativa.

InCoDAS 2015 Mar Vol. 27, pp. 207-212.

84. Medlicott MS, Harris SR.

Uma revisão sistemática da eficácia do exercício, da terapia manual, da eletroterapia, do treino de relaxamento e do biofeedback na gestão da desordem temporomandibular.

Phys Ther. 2006 Jul 1;86(7):955-73.

85. **Srbely JZ, Dickey JP, Lowerison M, Edwards AM, Nolet PS, Wong LL.**

A estimulação de pontos-gatilho miofasciais com ultra-sons induz efeitos antinociceptivos segmentares: um estudo controlado e aleatório.

Pain. 2008 Oct 15;139(2):260-6.

86. **Rai S, Ranjan V, Misra D, Panjwani S.**

Tratamento da dor miofascial por ultra-sons terapêuticos e estimulação eléctrica nervosa transcutânea: um estudo comparativo.

Revista Europeia de Medicina Dentária. 2016 Jan;10(01):046-53.

87. **Murphy GJ.**

Modalidades de medicina física e injecções de pontos de gatilho no tratamento de perturbações temporomandibulares e avaliação dos resultados do tratamento.

Oral Surg Oral Med Oral Pathol Oral Radiol Endod. 1997;83(1):118-22.

88. **Madani A, Ahrari F, Fallahrastegar A, Daghestani N.**

Um ensaio clínico aleatório que compara a eficácia da terapia laser de baixa intensidade (LLLT) e da terapia de acupunctura laser (LAT) em doentes com perturbações temporomandibulares.

Lasers na ciência médica. 2020 Feb;35(1):181-92.

89. **Gessel AH, Alderman MM.**

Gestão da síndrome de disfunção dolorosa miofascial da articulação temporomandibular através do treino de controlo da tensão. Psicossomática. 1971;12(5):302-9.

90. **Katon W, Egan K, Miller D.**

Dor crónica: diagnósticos psiquiátricos ao longo da vida e história familiar.

Am J Psychiatry. 1985;142:1156-60.

91. **Hersh EV, Balasubramaniam R, Pinto A.**

Tratamento farmacológico dos distúrbios temporomandibulares.

Oral Maxillofac Surg Clin North Am. 2008 maio;20(2):197-210.

92. **Garcia RLA, Jick H.**

Risco de hemorragia gastrointestinal superior e perfuração associado a cada um dos anti-inflamatórios não esteróides.

Lancet. 1994;343(8900):769-72.

93. **Cicconetti A, Bartoli A, Ripari F, Ripari A.**

Inibidores selectivos da COX-2: uma revisão da literatura sobre a eficácia e segurança analgésica em cirurgia oral-maxilofacial.

Cirurgia Oral, Medicina Oral, Patologia Oral, Radiologia Oral e Endodontologia. 2004 Feb 1;97(2):139-46.

94. Ta LE, Dionne RA.

Tratamento das articulações temporomandibulares dolorosas com um inibidor da ciclo-oxigenase-2: uma comparação aleatória controlada por placebo entre o celecoxib e o naproxeno.

Pain. 2004;111(1-2):13-21

95. Wright EF, North SL.

Gestão e tratamento dos distúrbios temporomandibulares: uma perspetiva clínica.

J Man Manip Ther. 2009;17(4):247-54.

96. Chou R, Peterson K, Helfand M.

Eficácia e segurança comparativas dos relaxantes musculares esqueléticos para a espasticidade e doenças músculo-esqueléticas: uma revisão sistemática.

J Pain Symptom Manag. 2004;28:140-75.

97. Kinney RK, Gatchel RJ, Ellis E, et al.

Principais distúrbios psicológicos em pacientes com DTM: impactos para uma gestão bem sucedida.

J Am Dent Assoc. 1992;123:49-54.

98. Fiedorowicz JG, Swartz KL.

O papel dos inibidores da monoamina oxidase na prática psiquiátrica atual.

J Psychiatr Pract. 2004;10(4):239-48.

99. Lee YC, Chen PP.

Uma revisão dos SSRIs e SNRIs na dor neuropática.

Parecer de peritos em farmacoterapia. 2010 Dec 1;11(17):2813- 25.

100. Kaplan AS, Assael LA.

Desordens temporomandibulares: diagnóstico e tratamento.

Philadelphia: WB Saunders; 1991. p. 501-14.

101. Ifuku M, Iseki M, Hidaka I, Morita Y, Komatus S, Inada E.

Substituição da gabapentina pela pregabalina na terapia da nevralgia pós-herpética.

Medicina da dor. 2011 Jul 1;12(7):1112-6.

102. Clark GT.

O tratamento de distúrbios motores oromandibulares e espasmos faciais com injecções de toxina botulínica.

Phys Med Rehabil Clin N Am. 2003;14(4):727-48.

103. Bhargava D.

Distúrbios da articulação temporomandibular.

Springer, 2021; 253-264.

104. Şenturk MF, Cambazoglu M.

Uma nova classificação para as técnicas de artrocentese da articulação temporomandibular.

Int J Oral Maxillofac Surg. 2015;44:417-8.

105. Guarda-Nardini L, Manfredini D, Ferronato G.

Artrocentese da articulação temporomandibular: proposta de uma técnica de agulha única.

Oral Surg Oral Med Oral Pathol Oral Radiol Endod.

2008;106:483-6.

106. Alkan A, Baş B.

O uso do método da cânula de agulha dupla para artrocentese da articulação temporomandibular: relato clínico.

Eur J Dent. 2007;1:179-82

107. Nitzan DW, Dolwick MF, Martinez GA.

Artrocentese da articulação temporomandibular: um tratamento simplificado para a limitação grave da abertura da boca.

J Oral Maxillofac Surg. 1991;49:1163-7

108. Yura S, Totsuka Y, Yoshikawa T, Inoue N.

A artrocentese pode libertar aderências intracapsulares? Achados artroscópicos antes e depois da irrigação sob pressão hidráulica suficiente.

J Oral Maxillofac Surg. 2003;61:1253-6.

109. Alkan A, Kilic E.

Uma nova abordagem à artrocentese da articulação temporomandibular.

Int J Oral Maxillofac Surg. 2009;38 (1):85-6

110. Alpaslan GH, Alpaslan C.

Eficácia da artrocentese da articulação temporomandibular com e sem injeção de hialuronato de sódio no tratamento de desarranjos internos.

J Oral Maxillofac Surg. 2001;59:613-8.

111. Kopp S, Wenneberg B, Haraldson T, Carlsson GE.

O efeito a curto prazo das injecções intra-articulares de hialuronato de sódio e corticosteroide na dor e disfunção da articulação temporomandibular.

Jornal de cirurgia oral e maxilofacial. 1985 Jun 1;43(6):429-35.

112.   Giraddi GB, Siddaraju A, Kumar B, Singh C.

Desarranjo interno da articulação temporomandibular: uma avaliação do efeito da injeção de corticosteróides comparada com a injeção de hialuronato de sódio após artrocentese.

J Maxillofac Oral Surg. 2012;11 (3):258-63.

113.   Davoudi A, Khaki H, Mohammadi I, Daneshmand M, Tamizifar A, Bigdelou M et al.

A artrocentese da articulação temporomandibular com corticosteróides é benéfica? Uma revisão sistemática.

Med Oral Patol Oral Cir Bucal. 2018;23 (3):e367-75.

114.   Arafat SW, Chehata IM.

Avaliação clínica e bioquímica de diferentes materiais de injeção após artrocentese para o tratamento do desarranjo interno da articulação temporomandibular: um estudo comparativo.

Tanta Dent J. 2016;13:102-8.

115.   Marty P, Louvrier A, Weber E.

Artrocentese da articulação temporomandibular e injecções intra-articulares: uma atualização.

Rev Stomatol Chir Maxillofac Chir Orale. 2016;117:266-72.

116.   Bhargava D.

Distúrbios da articulação temporomandibular.

Springer, 2021; 265-272.

117.   Peterson JL.

Operatório de cirurgia oral e maxilofacial, 2 ed.

Londres: Hodder Arnold; 2011. p. 543-52

118.   Seebauer C, Kaduk W, Sanroman JF, Silva RG.

Cirurgia da articulação temporomandibular: Artroscopia cirúrgica. Em Contemporary Management of Temporomandibular Disorders 2019 (pp. 59-91). Springer, Cham.

119.   Bhargava D.
Distúrbios da articulação temporomandibular.
Springer, 2021; 273-296.
120.   Quinn PD, Granquist EJ.

Atlas de cirurgia da articulação temporomandibular.
John Wiley & Sons; 11 de maio de 2015; 57-84.

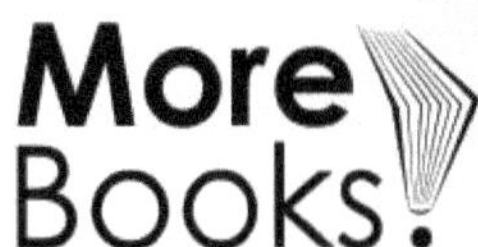

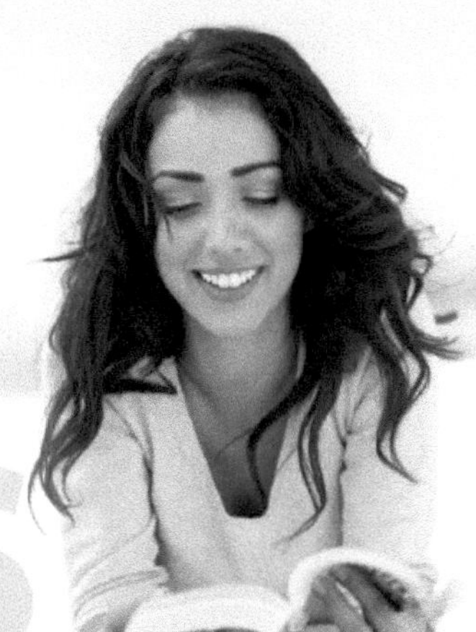

yes
I want morebooks!

Buy your books fast and straightforward online - at one of world's fastest growing online book stores! Environmentally sound due to Print-on-Demand technologies.

Buy your books online at
www.morebooks.shop

Compre os seus livros mais rápido e diretamente na internet, em uma das livrarias on-line com o maior crescimento no mundo! Produção que protege o meio ambiente através das tecnologias de impressão sob demanda.

Compre os seus livros on-line em
www.morebooks.shop

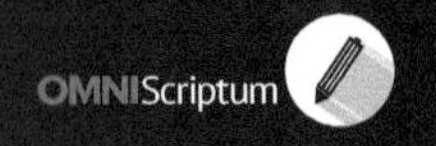

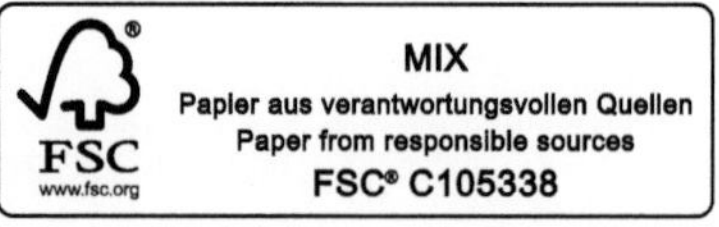

Printed by Books on Demand GmbH, Norderstedt / Germany